WILEY

做中学丛书

25堂身体实验课

Janice VanCleave's Human Body for Every Kid

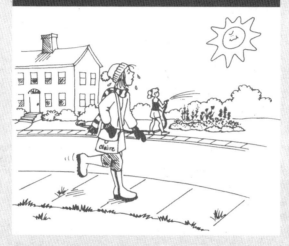

【美】詹妮丝·范克里夫 著　张 军 译

上海科学技术文献出版社

Shanghai Scientific and Technological Literature Press

图书在版编目（CIP）数据

25 堂身体实验课 /（美）詹妮丝·范克里夫著；张军译 .
—上海：上海科学技术文献出版社，2015.11
（做中学）
ISBN 978-7-5439-6861-5

Ⅰ . ① 2… Ⅱ . ①詹…②张… Ⅲ . ①人体—青少年读
物 Ⅳ . ① R32-49

中国版本图书馆 CIP 数据核字（2015）第 241952 号

Janice VanCleave's Human Body for Every Kid: Easy Activities that Make Learning Science Fun

Copyright © 1995 by John Wiley & Sons, Inc.
Illustrations © Laurel Aiello

All Rights Reserved. This translation published under license.

Copies of this book sold without a Wiley sticker on the cover are unauthorized and illegal.

Copyright in the Chinese language translation (Simplified character rights only) ©
2015 Shanghai Scientific & Technological Literature Press Co., Ltd.

版权所有·翻印必究 图字：09-2013-532

责任编辑：石 婧
装帧设计：有滋有味（北京）
装帧统筹：尹武进

25 堂身体实验课

[美]詹妮丝·范克里夫 著 张 军 译
出版发行：上海科学技术文献出版社
地 址：上海市长乐路 746 号
邮政编码：200040
经 销：全国新华书店
印 刷：常熟市人民印刷有限公司
开 本：650×900 1/16
印 张：11. 25
字 数：121 000
版 次：2015 年 11 月第 1 版 2018 年 6 月第 3 次印刷
书 号：ISBN 978 - 7 - 5439 - 6861 - 5
定 价：20. 00 元
http://www.sstlp.com

目 录

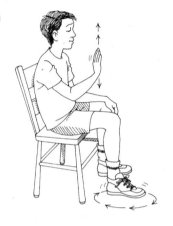

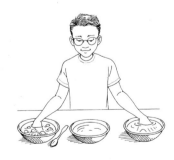

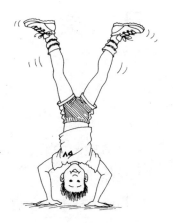

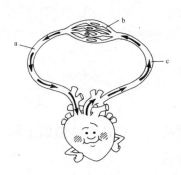

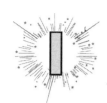

生命控制中心
——细胞的组成和功能

常识须知

　　1665 年,英国科学家虎克(1635—1703)通过显微镜惊奇地发现软木是由像蜂房一样细微、空洞的巢聚集而成的。在虎克看来,这些洞像一个个小房间,因此,他用 cell 命名了他发现的**细胞**——生物的最小单位——生命控制中心。

　　1839 年,德国植物学家施莱登和施旺在研究工作中,分别发现所有的生物都是由细胞组成的。当时已经知道细胞是由一种胶状物构成的。施莱登、施旺和其他研究人员共同建立了已知的**细胞理论**:生物由细胞组成;新细胞不断地繁殖以代替旧细胞。

　　多年后,随着显微镜的不断更新和改进,许多细胞的结构和功能被认定。

1. **细胞膜**:是细胞表面的一层薄膜,具有连接作用,是防止细胞外的物质自由进入细胞的屏障;细胞膜可允许物质自由进出细胞。
2. **细胞质**:细胞膜包着的黏稠透明的物质。
3. **细胞核**:位于细胞的中央,控制并指挥细胞的所有

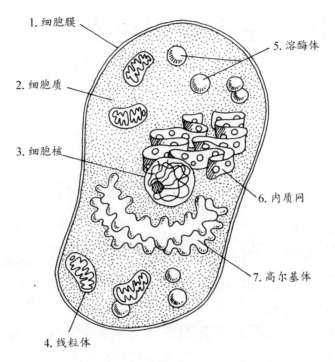

1. 细胞膜
2. 细胞质
3. 细胞核
4. 线粒体
5. 溶酶体
6. 内质网
7. 高尔基体

人体细胞结构

活动。它是一个球体并且含有**染色体**。染色体具有特殊、细长的结构，它像计算机程序一样能使细胞工作。

4. 线粒体：有"细胞动力工厂"之称，是细胞的发电站，通过食物和氧气为细胞的活动提供能量。

5. 溶酶体：溶酶体含有化学物质，主要起着消化的作用，能清除细胞内的老化或有害物质。

6. 内质网：可以产生蛋白质的内部结构。蛋白质用来催化各种生化反应，具有提供营养、生长发育、新陈代谢及修复的功能。

7. 高尔基体：将蛋白质进行加工、对比分类与包装，然后送到细胞特定的部位。

人的身体含有亿万个细胞。每个细胞都各有分工，只有所有的细胞一起工作，才能保证人体正常地生活和工作。一组相似的细胞共同承担了一项工作，形成了皮肤、神经、肌肉和骨骼等特殊**组织**；不同的组织协作形成了心脏、肺等**器官**；一群不同的器官为了完成特殊的任务又形成了循环、呼吸**系统**；所有的系统共同运行，形成了**生物体**。

细胞不同的形状和大小决定了它们要执行的特殊工作。肌肉细胞很长，可以变短或变长来使身体移动。神经细胞有长长的纤维来输送信息。血红细胞是盘状的，能够输送氧气。

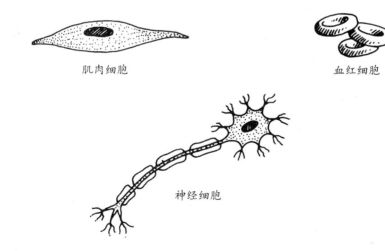

肌肉细胞   血红细胞

神经细胞

细胞类型

大多数的细胞很微小，用肉眼看不见。女性的性细胞——卵子是人体最大的细胞，直径有 0.2 毫米。身体里最小的细胞是直径仅有 0.005 毫米的脑细胞。

细胞在身体里存活的时间各不相同。骨细胞能够存活多年,而小肠内膜细胞只能存活几天。每秒钟都有细胞死亡,但人体会立即产生新细胞来替代。当一个细胞分裂成两个相同的细胞时,新细胞就形成了。

练习题

下图演示了细胞如何再生。请将图与右侧正确对应的文字连线。

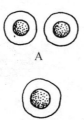

A

1. 一个细胞。

B

2. 长大的细胞。

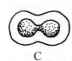

C

3. 细胞核开始分裂。

D

4. 细胞膜开始分裂开来。

E

5. 两个新的相同的细胞。

小实验　细胞模型

实验目的

制作展示细胞结构模型。

你会用到

一盒柠檬果冻混合物,一只可重新封闭的塑料袋,一只大碗,一些大葡萄,一名成年人助手。

实验步骤

① 让助手根据盒子上指示的混合原料做果冻。

② 使明胶在室温下冷却。

③ 把明胶倒进可密封的塑料袋,密封起来,放进碗里。

④ 把碗和包放进冰箱冷藏直到明胶凝固(3—4 小时)。

⑤ 把明胶从冰箱里拿出并打开包。

⑥ 用手指把葡萄插进明胶的正中间。

⑦ 重新密封塑料袋。

⑧ 把明胶塑料袋放在厨房台面等平坦的地方,观察它的形状。

⑨ 轻轻挤压碗中的塑料袋。当你挤压的时候,观察塑料袋的形状。

三个部分的细胞模型做好了。挤压细胞模型或者将其放在坚硬的表面上，会改变其形状。

身体的细胞就像模型一样分为三个部分：细胞膜、细胞质和细胞核。塑料膜就像细胞膜，保持细胞和其他部分相连，像屏障一样保护内部组织。白色的明胶代表着细胞质。大多数细胞的化学反应都在细胞质里发生。浮动在明胶里的葡萄代表着细胞核，它是细胞的中心。细胞膜、细胞质和细胞核共同工作，它们对细胞的生存都很重要。身体大多数的细胞像实验中的这个模型一样，受挤压时会改变形状。骨细胞比较坚硬，能一直保持着原有的形状。

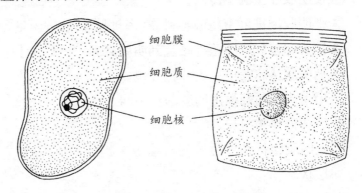

细胞膜
细胞质
细胞核

练习题参考答案

（1）图 B 和 C，都演示了一个单细胞。

（2）图 B 和 D，哪一张呈现了细胞变大之前的样子？

答：第一步的图是 D。

图 B 是变大的单细胞。

答：第二步的图是 B。

（1）细胞核是细胞的中心球体。

（2）图 C 和 E，都演示了细胞核的分裂，哪张图演示了细胞核开始分裂？

答：第三步的图是 C。

（1）随着细胞膜开始分开，中间变得越来越窄。

（2）哪张图演示了细胞膜的分裂呢？

答：第四步的图是 E。

图 A 是最后一个选项，演示了两个相同的新细胞。

答：第五步的图是 A。

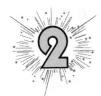# 物质怎样进出细胞

常识须知

物质通过细胞膜进出细胞。任何细胞的总量通常保持着一个等量,但是物质中相同的颗粒并不会永远停留在细胞中。只有少量的物质在离开的同时会被相同数量进入细胞的新的相同物质所代替。

不是所有物质都可以进入细胞膜。能进入细胞膜的物质取决于其自身大小和细胞膜的开口。压力迫使细胞膜移动。物质移动到细胞膜压力较小的一边。水和溶解物质会通过细胞膜。细胞膜的两边存在着不同的压力。

同样的道理,血压推动着血液在身体的血管中流动。**动脉**是粗大的血管,把血液从心脏输送到全身。**静脉**也是大血管,它们把血液送回心脏。这些较大的血管相互连接,把血液输送给了更小的**毛细血管**。毛细血管的管壁像细胞膜一样薄。毛细血管壁中较大的压力能推动物质从血管中流出,然而,毛细血管壁并不是细胞。

细胞的基本组成成分是水。水分子能否进入细胞或离开细胞,取决于细胞膜内外最小的物质颗粒的水分子的数量。

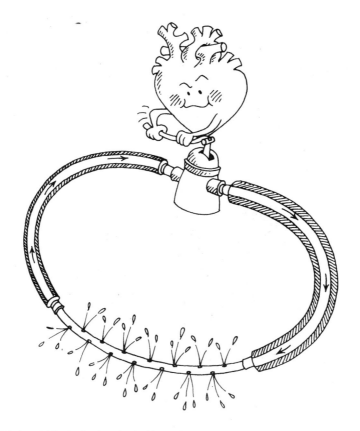

分子在不断运动,细胞内外的水分子不断地在细胞膜上发生
碰撞。水分子在细胞膜上的运动更多的是从多的一边运动到
少的一边。当细胞膜碰撞的水分子数量增大时,大量的水分
子才有可能撞开并穿过细胞膜上的开口。水分子在细胞膜上
的运动叫做**渗透**。

练习题

1. 一种或几种物质分散到另一种物质里形成的均一、稳

定的混合物叫做溶液。根据下面的描述,划线连接细胞中不同的溶解方式。

a. **浓溶液**,包含的水分子所占比例小,溶解物所占比例大。

b. **稀溶液**,包含的水分子所占比例大,溶解物所占比例小。

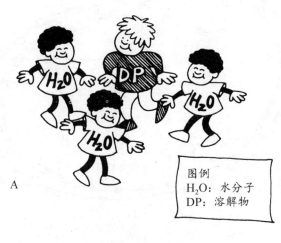

A

图例
H_2O: 水分子
DP: 溶解物

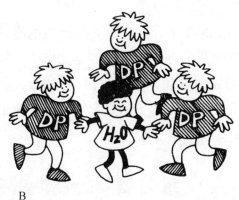

B

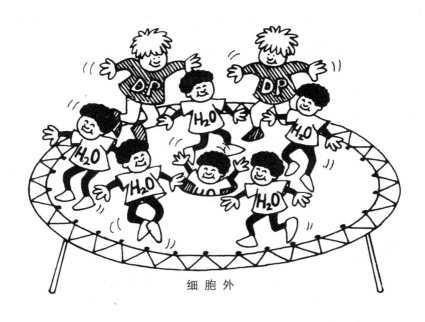

细胞外

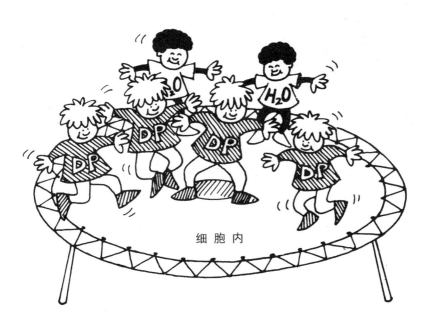

细胞内

2. 在上页的图中,在弹簧床上跳跃的水分子和溶解物的
卡通形象代表物质撞击细胞膜的状态。判断下面描述
正确的与否。

a. 更多的水分子撞击细胞外膜。

b. 水会移出细胞膜。

c. 细胞中溶解物的数量阻止水离开细胞。

小实验　水分子的大小

实验目的

演示水分子的大小是如何影响进入细胞膜的。

你会用到

半杯(125 毫升)食盐,半杯(125 毫升)黄豆,一个有盖的
1 升广口瓶,一个过滤器,一只大碗,一名助手。

实验步骤

❶ 把食盐和黄豆倒入广口瓶。

❷ 盖上盖子,前后摇晃广口瓶几次,充分融合食盐和
黄豆。

❸ 把过滤器放在大碗上,让助手打开广口瓶把混合物倒
入过滤器中。

❹ 上下晃动过滤器。

❺ 观察碗中和过滤器中食盐和黄豆的变化情况。

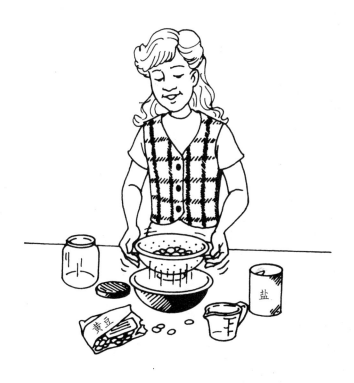

食盐从过滤器的孔中落入碗里,黄豆依然留在过滤器里。

实验结果

细胞膜就像是过滤器,能让小的食盐颗粒通过。比过滤器孔大的黄豆则被隔在外面。这种具有众多的小孔允许小的水分子进入,但是把大的水分子隔离在外的细胞膜称为**半透膜**。这种类型的膜能让适当大小的水分子进入细胞。

13

练习题参考答案

1a. 解题思路

哪个图中的水分子更少,溶解物更多?

答:图 B 是浓溶液。

1b. 解题思路

哪一个图中的水分子更多,溶解物更少?

答:图 A 是稀溶液。

2a. 解题思路

细胞外膜增大的面积是水分子的 3 倍。

答:a 是正确的。

2b. 解题思路

(1)从水分子多的一边穿过细胞膜。

(2)图中水分子最多的是在细胞外膜,而不是内膜。

答:b 是错误的。

2c. 解题思路

溶解物占据了细胞膜,因此限制了水分子从细胞膜移出去。

答:c 是正确的。

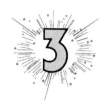# 大脑的组成与作用

常识须知

大脑像电脑的 CPU 能控制身体的中心,把信息分类发送给身体的各个部位,指挥人体的行动。人体大脑的变化会从出生时的 396 克增加到成年时的 1 305 克。

大脑分成不同的部分。

下丘脑不是很明显,它能调节像脉搏这样的自动功能。

大脑的三大组成部分是**髓质、小脑、大脑**。髓质和小脑位于大脑的上部。髓质与脊柱下面的脊髓神经群连接在一起,叫做**脊髓**。髓质自动地控制着身体的运动,即**非随意运动**,例如心脏的跳动。

小脑位于大脑上部的桃形小区域,控制着抬胳膊这样的**随意运动**。小脑使手中的肌肉和手指的肌肉相互配合,协调完成各种命令。小脑还能帮助人在行走、跑步以及站立时保持平衡。如果人的小脑受伤,平衡能力就会下降,行动会变得迟缓不连贯。

大脑是脑中最大、最复杂的部分,能帮助我们思考、记忆、想象、做决定。大脑也能控制视觉、听觉、味觉、触觉和嗅

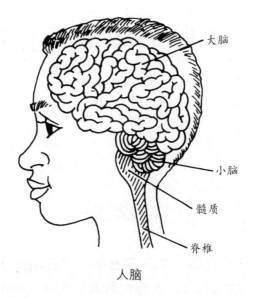

大脑

小脑

髓质

脊椎

人脑

觉。即使你的视力很好,如果信息没有传送到大脑,你还是看不见。

　　大脑又分成左脑和右脑,被叫做**皮质**的神经细胞所覆盖。皮质的右侧,控制人体左边肌肉的运动;而皮质的左侧,则控制人体右边肌肉的运动。如果一个人的右脑比较发达,他会更多地使用左侧的皮质来思考,即控制了演讲、读写、数学等技能。右侧的皮质能控制人的情感,如果你是左脑发达的人,就会有较强的创造力和丰富的表达能力。

　　皮质的表面有褶皱,所以看起来像是一个有皱纹的大核桃。褶皱使皮质表面区域的面积变大,并隐藏在比较小的脑壳下。大脑和褶皱皮质的发展,使人类比地球上其他的动物更聪明而且富有智慧。

　　通过组织材料以助于更快、更方便的记忆方式叫做**助记手段**。这种学习方法将材料与容易记忆的东西相联系,可以是一个单词或者一个短语。例如，光谱颜色的顺序为：红色（red）、橘色（orange）、黄色（Yellow）、绿色（Green）、蓝色（Blue）、靛蓝（Indigotin）、紫罗兰（Violet）色。如果把英文首字母组成一个人名"Roy G. Biv"就比较容易记住。

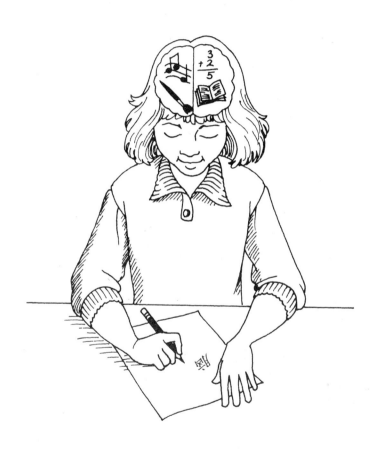

练习题

1. 有些事情容易记忆,而有些事情则不然。用一分钟时间阅读下表。请努力记住每一列。看看哪一列更容易记住?

A 列	B 列
OIZ	ABC
BXQ	DEF
RUL	GHI
QXY	JKL
GZC	MNO

小实验　手脚并用

实验目的

测试集中注意力的能力。

你会用到

一把椅子。

实验步骤

❶ 坐在椅子上,双脚平放在地上。

❷ 右脚做顺时针方向的画圈运动。

❸ 保持右脚顺时针旋转，右手在体前也做顺时针旋转。

❹ 右脚保持做顺时针旋转，右手改成上下移动。

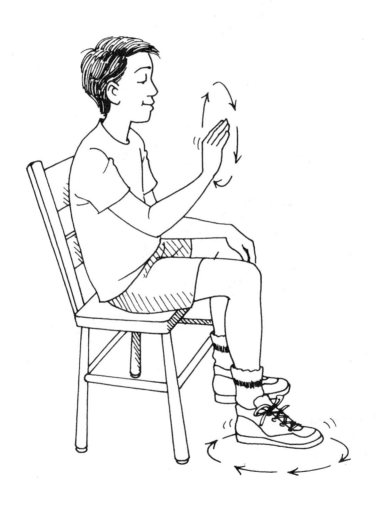

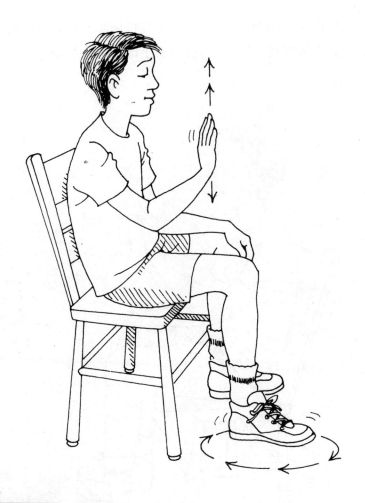

　　保持脚和手做同样运动很简单,但是同时做不同的动作就很难。

　　手脚做同样动作时,重复的运动是简单的。上下运动或者画圈运动都是简单的运动,大脑容易接受同一时间内只做一个动作。需要集中精力并且不断练习,才可能像杂技演员那样成功地同时完成两个以上不同的动作。

练习题参考答案

1. 解题思路

（1）A 列和 B 列都是不具有任何意义的字母,要记住列表中的每一个字母。

（2）如何使其中一列更容易记忆呢?

有的,将 B 列按照字母顺序排列。

答: B 列更容易记住。

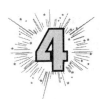
4 控制器
——身体行为举止的运行

常识须知

不用经过任何思考，身体都会自觉地呼吸、眨眼、打喷嚏、咽口水和心跳，这是控制着一切无意识行为的髓质在起作用。

髓质位于脊髓顶端，它的内部有两条相互交叉的大的条状神经纤维，分别来自大脑的在右半球。大脑的左半球控制着右侧身体的肌肉运动，而大脑的右半球则控制着左侧身体的肌肉运动。

髓质中有一种细胞，它对人体血液中的二氧化碳非常敏感。当二氧化碳在血液中的浓度增大时，这些特殊的细胞就会发出一种信号，从增大呼吸的频率和长度。坐着阅读一本书的时候，呼吸要比运动之后缓慢而深沉得多。这正是髓质在控制着这一切的改变。

在一定的期限里，身体可以控制呼吸的频率和长度。你只能在短时间内屏住呼吸，这是因为每次**呼气**，也就是把气体从肺部释放出去的时候，身体呼出了二氧化碳。因此，屏住呼吸导致了血液里的二氧化碳浓度增大。最终，当血液中的二氧化碳浓度达到了一定程度时，髓质打破了控制，使得你不得

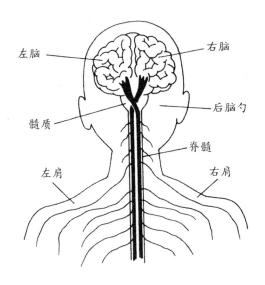

左脑

右脑

后脑勺

髓质

脊髓

左肩

右肩

不呼吸。

练习题

1. 研究下图,哪一项活动产生的二氧化碳:

　　A. 含量最高　　　　B. 含量最低

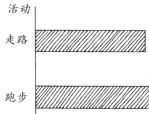

活动

走路

跑步

睡觉

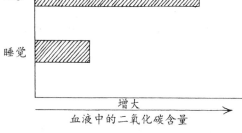

增大

血液中的二氧化碳含量

2. 在下图中,通路的末端是大脑半球发出信号导致的运动数据。研究下图并完成下列任务:

A. 顺着通路,将大脑神经信息出发点与这些信息导致的行为数据连接起来。

B. 下图中,大脑和身体的哪一侧是用来指挥行动的?

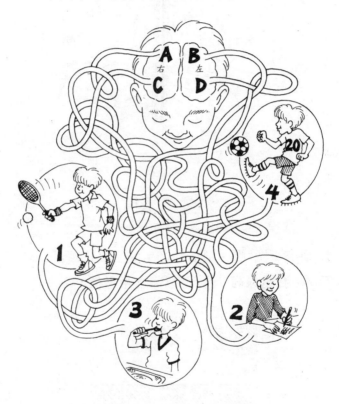

小实验　手指的反应

检测控制身体不同方位运动的能力。

一名助手。

① 将双手十指交叉握在一起，放到身体前面。

② 让助手随意地指你的手指，注意不要碰到你的手指。

③ 你立即举起被指定的那个手指，不要举起其他的手指。

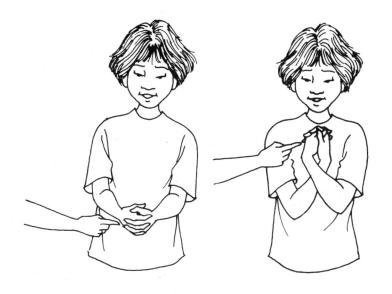

④ 观察你能多快举起那个被指定的手指。

⑤ 重复步骤 2—4 至少 4 次。

⑥ 重复以上步骤，在伸出手臂之前将两臂交叉。然后，将
双手十指紧扣握在一起，举起双手至胸口处，注意不要
碰到胸口。

实验结果

当你的手臂没有交叉的时候,很容易将指定的手指举起。但是当你手臂交叉的时候,要举起正确的那根手指却很难。

实验揭秘

你的眼睛看着你的手指并且决定哪一个在右边,哪一个在左边。为了移动右边手指,一条信息必须顺着左半边大脑的神经条发出。这个神经条在髓质中移动。其中,神经条交叉前往右边,之后继续深入脊髓的右边。而这条神经发出的信息发往手指的肌肉,使得它移动。当你手臂交叉时,你很难立即移动手指,因为你不能很快地判断那根手指是在右边还是在左边。

练习题参考答案

1a. 解题思路

(1) 血液中大量二氧化碳的存在,会导致髓质中二氧化碳敏感性细胞运动的加强。
(2) 图中的哪项运动会导致血液中的二氧化碳含量最高?
答:跑步会使血液中的二氧化碳含量最高。

1b. 解题思路

图中的哪项运动会导致血液中的二氧化碳含量最低?
答:睡觉会使血液中的二氧化碳含量最低。

（1）右脑发出的信息控制着左侧身体的肌肉运动,左脑发出的信息控制着右侧身体的肌肉运动。

（2）每一个通路导向哪一个神经？

答：通路 A：2 号图。

通路 B：3 号图。

通路 C：4 号图。

通路 D：1 号图。

身体和大脑的哪些器官参与了此次活动？

答：图路径 1：右手和手臂,左脑。

图路径 2：左手,右脑。

图路径 3：右手和右臂,左脑。

图路径 4：左脚和左腿,右脑。

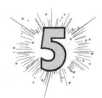

平衡与协调
——身体如何保持平衡

常识须知

人的小脑大概有一个梨那么大，位于大脑后偏下的位置。小脑的任务之一是当大脑发出指令的时候去协调动作，对于走路、跑步、写作和打球这些活动来说都很重要。当你抛出一个球的时候，大脑会决定球的抛出动作和抛出方向。之后，小脑会从耳朵、眼睛和肌肉这些身体部位接收到信号。它会运用这些信息来协调手指、手和手臂，从而使它们的动作变得自然而准确。

小脑的另一个任务是帮助保持平衡。只要双脚平稳，身体不失去**重心**，身体就能保持平衡。小脑指挥着无需经过大脑思考的瞬间动作。如果在走路时不小心踩到了香蕉皮，你的身体会不由自主地向后倾倒，这是因为你的重心此时已经改变。这个移动信息被送至小脑，小脑接收信息后，立即会将其发送至相关肌肉。肌肉接收到该信息后，迅速地做出反应，该反应使身体向相反的方向旋转，使身体重新达到平衡。试着想象一下，如果与此同时，你还在问自己，"我应该收缩哪块肌肉？我要放松哪块肌肉？我的手和手臂应该握在哪里？"不

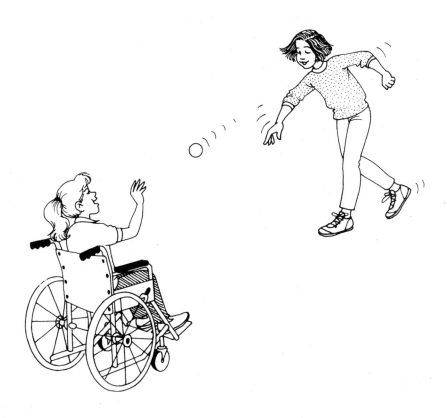

能很快地做出反应,你就会摔倒,可能还会受伤。但是因为小脑能够做出快速的反应,正确的信息会传送到每块相关的肌肉,使你的身体重新保持平衡。

练习题

一位走钢丝表演者将他的腿抬到一边。下页的哪一种站姿能使他保持平衡,不会从钢丝上掉下来?

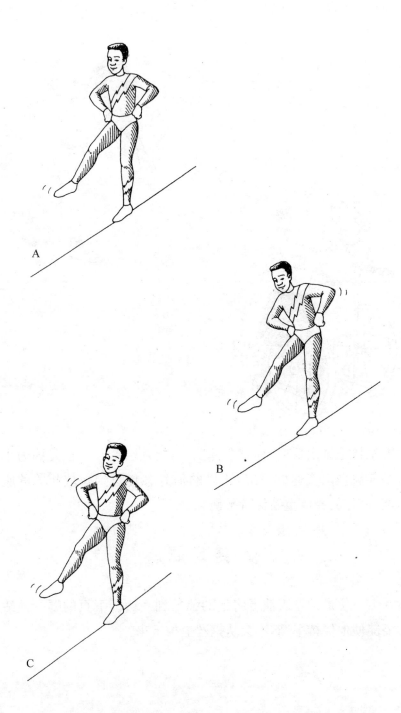

A

B

C

小实验 障碍物

演示身体自动平衡的调节反应。

你会用到

一堵墙。

实验步骤

❶ 将你的双手放在身体两侧,笔直站在距离墙大概 30 厘米处。

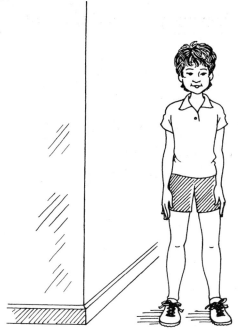

31

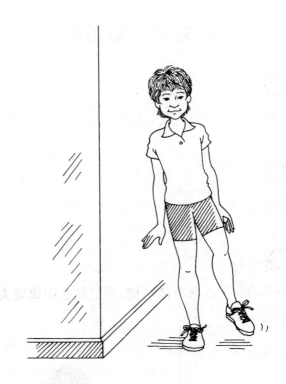

❷ 弯曲左腿膝盖,抬起左脚离地面 10 厘米。

❸ 放下脚,向墙的方向靠拢。

❹ 和前面一样,双脚放在离墙 30 厘米处,将右肩膀靠在墙上,用右脚站立支撑。

❺ 再次将你的左腿膝盖弯曲,左脚抬起离地面 10 厘米。

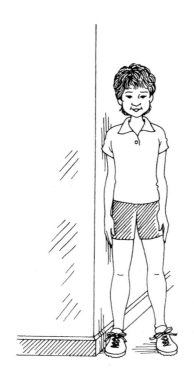

当你没有靠墙站时，弯曲膝盖并且抬起脚的时候，你不会失去平衡。但是当你靠墙站的时候，如果你抬起脚，你就会摔倒。

实验揭秘

抬起左脚后，身体的重心落在了支撑身体的地面那只脚上，这时你的身体自动地轻微倚向右边，重新划分身体的体重，并且再一次地将重心移到支撑点脚的上方。而当靠墙站的时候，身体因为墙的阻碍而无法向右倾斜，所以随着脚的抬起,你不能保持平衡。大脑将抬起脚的信号传达给小脑,当动作发生了之后,其他来自身体的信号又一次被传达至小脑。小脑会比较所有的信息,如果一个动作导致身体失去平衡,小脑会把信号传达至大脑,大脑给肌肉发送正确的信号。所以,双脚可以保持身体平衡。你可以只抬起一只脚,但是,为了防止摔倒,这只脚会立即自动地放回到原来的位置。

练习题参考答案

解题思路

(1) 在钢丝上抬起一条腿,会导致身体重心转移到另一条踩在钢丝的脚上。

(2) 往抬起那条腿的反方向倾斜,为什么这个移动是正确的?

答: 图 C 中的姿势能使钢丝表演者保持平衡。

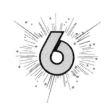 # 人体如何调节自身的温度

常识须知

无论外界温度怎么改变都能让体内温度保持恒温的动物，叫做**恒温动物**，有时又称温血动物。人类就是恒温动物，人类的平均体温大概为 37℃，但在一天之内它也会发生微小的变化。高于 37.8℃ 或是低于 36.1℃ 的体温都被视为不正常。

所有温血动物的体温调节，取决于体内化学反应热度和血液的分布。当外界环境寒冷的时候，身体必须保存热量来防止体温过低。在炎热的环境下，身体必须释放热量来防止体温过高。

人类的身体拥有可探测体温内在变化的感受器。下丘脑调控了血液的温度。正是内在恒温器使你能够在锻炼的时候或者高温环境中保持恒等的体温。当血液的温度开始升高时，下丘脑前面的温度感受器就探测到这一变化。下丘脑会发出命令，可以使身体自身降温。其中一个降温动作就是**扩张**血管。这样会把温热的血液引入皮肤表层，使皮肤尤其是脸部皮肤呈现出微红的状态。皮肤周围扩张血管中的血液温度逐渐散发到空气里。

下丘脑的后方部位的温度感受器能探测出比正常血液温

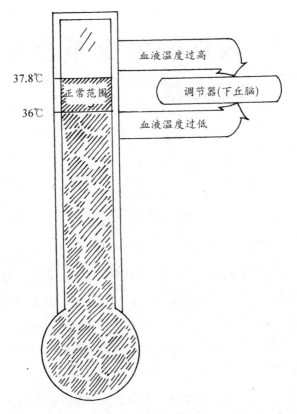

血液温度过高

37.8℃

正常范围

调节器(下丘脑)

36℃

血液温度过低

度更低的温度。为了保持体温,身体感到冷时,血液会产生相反的链接,下丘脑就发出命令。表层的血管收缩,血液流回皮肤,这样会使得血液中的温度更加难以散失。包围在毛发根部的囊状组织被称为**毛囊**,它周围的肌肉会收缩,导致皮肤上轻微隆起,俗称**鸡皮疙瘩**。这些收缩的肌肉使汗毛竖起,使身体与空气隔离。

　　打寒颤是骨骼肌肉的收缩,同样能产生热量。通过下丘脑的命令,身体的**新陈代谢**,即所有身体的化学和生理过程就会增多,导致体温升高。

练习题

1. 下列哪种活动会使下丘脑的前部有所感觉？

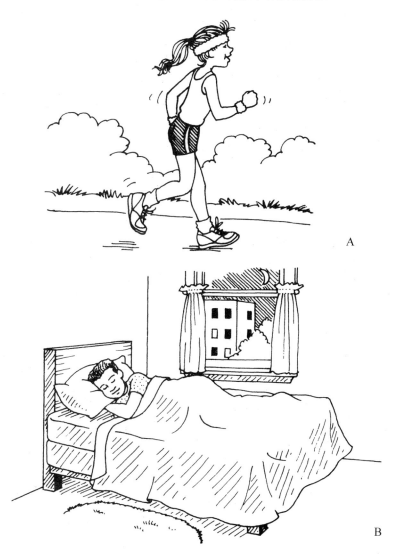

A

B

2. 下列哪种情景会使下丘脑的后部有所感觉？

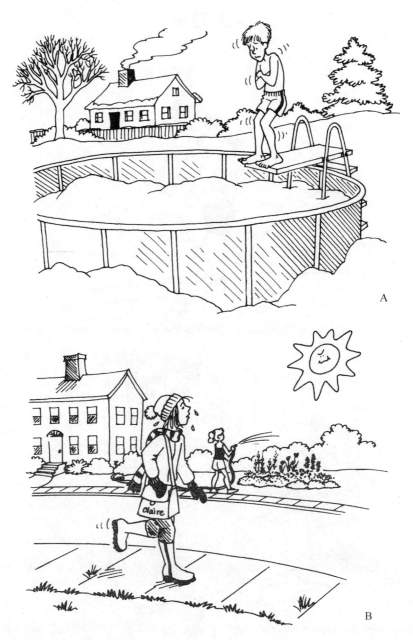

A

B

小实验 热与冷

实验目的

演示热与冷的感觉具有欺骗性。

你会用到

3 只大碗,一些冷水和热水,5 块冰块,一把勺子,一支温度计。

实验步骤

1 在 2 只碗里分别加入四分之三碗的自来水。

2 等待 5 分钟,使其中一只碗里的水和室温相同,我们称之为常温水。

3 将冰块加入第 2 只碗的水中。用勺子搅拌,直至冰块达到半融解状态,我们称之为冰水。

4 在第 3 只碗里加入四分之三碗的热水。

5 使用温度计测量热水的温度,应该达到 45℃。

 注意:如果温度高于 45℃,应加入自来水,用勺子搅拌,边搅边观察水的温度。

6 将 3 只碗放在桌子上,装有冰水的碗放在右手边,常温水放在中间,装有热水的碗放在左手边。

7 把你的右手放在冰水里,左手放在热水里。

8 20 秒之后,把你的手从碗里拿出来,将两只手都放在常温水里。

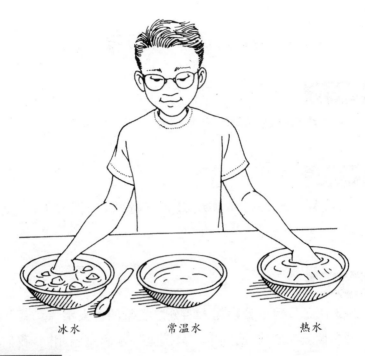

冰水　　　　　　常温水　　　　　　热水

在相同的常温水中,你的右手会感觉到温暖,但是你的左手会感觉到寒冷。

实验揭秘

热量会从温度较高的物体流向温度较低的物体。当热能从皮肤表层散失时,热能感受器做出了反应,被接触的物体感觉起来就是冷的。当热能被皮肤所接收,热能感受器做出反应,被接触的物体感觉起来就是温的或是热的。右手会感觉常温水是热的,是因为它之前被浸在冰水里。热能从热水流向皮肤。左手皮肤比常温水暖,所以,当热能从皮肤流失之

40

后,会使左手感觉常温水是冷的。

练习题参考答案

1. 解题思路

(1) 下丘脑的前部能探测到血液温度的变化?
  在正常温度之上。
(2) 下列哪种活动会使血液温度增高?
答: 图 A 中的活动会使下丘脑的前部有所感应。

2. 解题思路

(1) 下丘脑的后部能探测到血液温度的变化?
  在正常温度之下。
(2) 下列哪种情景会使血液温度降低?
答: 图 A 中的情景会使得下丘脑后部有所感应。

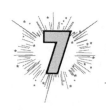

7 快速反应
——身体对刺激做出的自动反应

常识须知

　　身体通过**神经**向大脑、脊髓传递并获取信息。成千上万的神经细胞组成的神经称为**神经元**。脉冲信号从一个神经元传输到另一个神经元,这些微小的电荷沿着一个特定方向的路径传输。一般脉冲信号的传播速度是每小时 400 千米,脉冲的传播速度是多样化的。比如,疼痛信号的传播速度比触摸信号慢,如果你从自行车上摔下来,你会先感觉到触地,然后才感觉到疼痛。

　　脉冲受到**刺激物**的刺激,刺激物依次刺激感受器。感受器是指能接收视觉、听觉、嗅觉、味觉、触觉的刺激的细胞,它可以帮助感受周边的环境。

　　感觉神经元会把来自眼睛、鼻子、皮肤的感受器发出的脉冲信号传输到脊髓。**运动神经元**把脉冲信号传输到肌肉和身体的其他部分,传入的感觉信息通过处于大脑和脊髓中的**联合神经**中转站转移到运动信息。

　　大脑控制人的大部分行为,但有时需要身体自己做出快速反应。没有大脑直接参与控制的情况下,身体在对外界刺激做

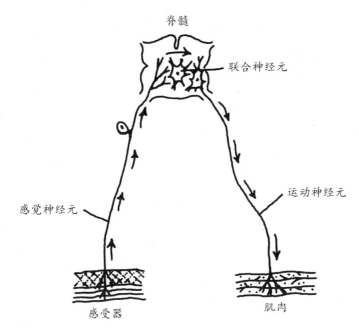

脊髓

联合神经元

运动神经元

感觉神经元

感受器

肌肉

出的自动反应,被称为**条件反射**。条件反射是指身体面对突发事件,来不及思考,自动做出的反应。条件反射包括眨眼、咳嗽、打喷嚏。还有一些条件反射会对身体造成伤害的威胁做出本能反应,例如,把手猛地从热的物体上拿开或受惊吓时乱跳。

如果无意间被针状物刺伤手指,你的手会快速收回,远离针状物。这种情况下的脉冲信号通过大脑,只传输到脊髓。首先,指尖感受器收到关于针刺的信息,感觉神经元传送脉冲信号给脊髓,这一过程信号的传送分为两条路径。一条路径是短暂的反射,依次通过联合神经、手臂和手、肌肉之间相互传送,使手从针状物上快速收回。另一条路径是从脊髓到大脑,当脉冲跟随这一路径到达大脑时,你会意识到疼痛,但是反射行为早已使你的手本能地拿开。

不需要经验做出的反射称为**非条件反射**,这是人天生具有的,例如,光线暗时人的瞳孔会自动放大,当食物进入嘴里时,会自动分泌唾液。**条件反射**是指新的刺激物代替了本身的刺激物,比如,当味蕾被食物中的化学作用刺激时,嘴里会分泌过量的唾液。你喜爱吃过的一种美味食品,仅仅是再次看到它、闻到它或者只是想象一下食物的美味,你会禁不住流出口水来,这就是条件反射。

练习题

1. 把下列短语与图中的符号相连接。

a. 感觉神经元   b. 联合神经元   c. 感受器   d. 运动神经元

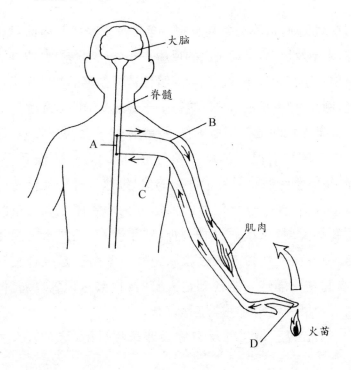

2. 根据下图信息回答下列问题,这些图片展示了一种使瞳孔缩小的条件反射情况。

a. 哪一个是原始刺激物?

b. 哪一个是替代刺激物?

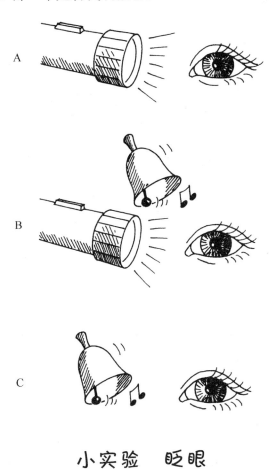

小实验 眨眼

实验目的

证明眨眼睛是无意识的行为。

你会用到

一名戴眼镜或戴淡颜色太阳镜的助手,一团棉球。

实验步骤

注意:在没有成人同意的情况下,不能擅自替换实验工具,只能使用棉球投掷,才能避免危险事故的发生。

❶ 让助手戴好眼镜或太阳镜(注意:如果使用太阳镜,必须使用淡颜色镜片的太阳镜,确保你能透过镜片看到助手的眼睛)。

❷ 你站在离助手 1 米远的地方。

❸ 在助手无意识的情况下,朝着他/她的脸部扔棉球。眼镜能保护被实验者的眼睛不被扔过来的棉球伤到。

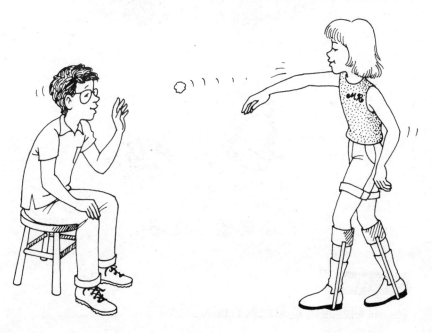

被实验者会眨眼,也有可能猛地向后一躲,同时举起手挡住扔过来的棉球来保护自己的眼睛。

棉球突然飞过来,导致被实验者眨眼睛,说明眨眼是身体本能的一种反射,就像其他本能反应一样,不受大脑思想的控制。眼皮、头和手等无意识行为的发生是因为眼睛内部的感觉神经元向大脑和脊髓内部的联合神经元传递信息,随后指令快速地传达给肌肉,导致眨眼、头向后退缩、抬手和挡住脸的自我保护行为。

练习题参考答案

1a. 解题思路

身体的哪一条经络把脉冲信号从感受器传送到脊髓?

答: C——感觉神经元。

1b. 解题思路

身体的哪一条神经在大脑和脊髓内部把传入的感觉信息转移至传出的运动信息中转站?

答: A——联合神经元。

1c. 解题思路

身体的哪一部分帮助你感受周边环境和接收刺激信息?

答：D——感受器。

身体的哪一条经络把脉冲信号从脊髓传送到肌肉?

答：B——运动神经元。

当灯光照入眼睛,使瞳孔第一次收缩的称为原始刺激物。

答：光线是原始刺激物。

正常情况下,摇铃对眼睛没有影响。但是,如果用光照射眼睛的同时再对着眼睛摇铃,如此反复进行,最终不管有没有光线照射眼睛,摇铃的时候,瞳孔就会收缩。

答：铃是替代刺激物。

保护层
——皮肤如何起保护作用

一个成人身体皮肤的表面积大约是 1.7 平方米，身体大部分部位的皮肤厚度在 1—2 毫米。最薄的皮肤是眼皮，大约是 0.5 毫米，最厚的皮肤大约有 6 毫米，在脚底，那里的皮肤承受了最多的磨损。皮肤有两个皮层，从外表你可以看到的较薄

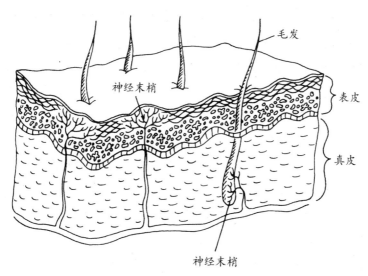

人体的皮肤结构

的那层是上**表皮**,上表皮下面较厚的那层是**真皮**。

皮肤具有身体保护层的功能,对外界形成一个防护屏障来抵御感染、细菌和磨损。我们生活在一个时常发生摩擦、擦伤、磨碎、切割、推拉等对皮肤不利的世界里。上表皮由一种生存在皮肤、指甲、头发里的硬纤维蛋白死细胞和**角蛋白**组成,这些硬化细胞重叠在一起形成了一层坚硬的、防水的覆盖面。当被触摸到时,它们很容易被破坏。事实上,大部分家居灰尘是由人体死皮细胞组成的。每天我们的身体会掉落成千上万的死细胞,一年中,大约有 2.3 千克的死皮细胞会从你的身上脱落。

身体不会磨损,是因为新的皮肤细胞会不断地在真皮层生成。真皮层的细胞不都是死细胞,真皮层的活细胞不断分离并替代上表皮的死细胞。新细胞推动旧细胞,新细胞到达上表皮时,旧细胞就会死去,被压成扁平状。

上表皮保护了真皮层,真皮层由坚硬的弹性细胞组成,能使皮肤具有拉伸性和弹性。血管能给皮肤带来营养,汗腺和皮脂腺帮助皮肤出汗和防水,能感知触觉、压力、疼痛、热和冷。

真皮层并不是光滑的,而是凹凸不平的,上表皮恰好填充了这一凹凸不平,形成了与真皮层一样的纹路。在手指指尖,这一纹路称为指纹。每个人都有自己独特的指纹,这独特的标志从每个人出生时就有,而且不会改变,哪怕你的外皮肤受损,指纹依然存在。

所有皮肤都含有**黑色素**的特殊细胞,细胞中含有棕色的黑色素颗粒能体现肤色。没有灯光照射时,棕色颗粒分成独立的群体聚集在一起,使肤色变白;灯光照射时,棕色颗粒散开,使肤色变黑。黑皮肤中含有的黑色素要比白皮肤多。白皮肤的人长时间停留在太阳下,会使皮肤变黑,因为逐渐暴露在太阳下能促进黑色素的增加,这种方式称为日光浴。黑色素能帮助保护皮肤免受太阳直射,比起白皮肤,黑皮肤更不容易被太阳光伤害。但是过度暴露在阳光下,会使白皮肤和黑皮肤都受到伤害,也就是晒伤。如果在太阳下待很长一段时间,在皮肤上涂抹一些防晒霜是非常必要的。雀斑是因为黑色素在上表皮的不均匀分布而形成的。

对于皮肤来说,保持体内温度在 37 ℃ 左右最适宜。当你感觉到热时,皮肤周围的毛细血管就会扩大,使温热的血液流到皮肤表面,当空气接触到皮肤时又使血液变冷。体温上升时,皮肤周围额外的血液变热,这就是导致脸变红的原因。身体降温的另一种方法就是出汗,当皮肤温度上升时,汗腺开始**出汗**,身体中的水溶解了盐和其他物质后变成汗水。汗水吸收足够的热量就会变成**蒸汽**蒸发,并把体内热量一起带走。

皮肤上覆盖的一层天然的油脂称为**皮脂**,皮脂使皮肤变得柔软、防水。游泳游了很长一段时间后,你会发现手指和脚趾上的皮肤会起皱。这是因为手指头上没有皮脂,就不能防水。手指长时间在水中浸泡,指头上的皮肤吸收水分慢慢变得肿胀。这是由于皮肤吸收水分后,表面的细胞重叠在一起,会浮肿,然后会起褶皱。

练习题

1. 仔细查看下页的图,判断哪张图表示了夏季降温皮肤经历的变化?

2. 如果用一张创可贴缠绕手指的某一部位,几天后拿掉,

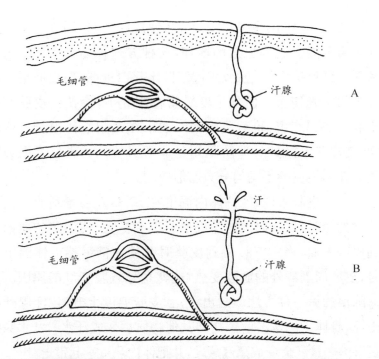

毛细管　汗腺　A

汗

毛细管　汗腺　B

下面哪张图表示了被创可贴缠绕几天后的皮肤?

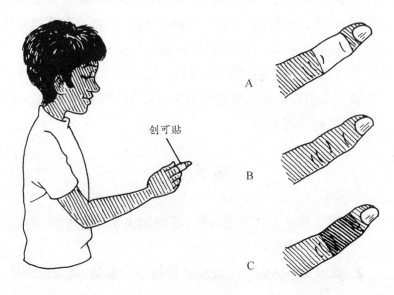

创可贴

A

B

C

小实验 冷却

演示出汗如何能降低体温。

你会用到

一个小碗,一些自来水,2 支温度计,一只计时器,一把剪刀,一些纸巾。

实验步骤

❶ 装半碗自来水。

❷ 把 2 支温度计放在装了水的碗上,使其静置 15 分钟。

❸ 观察 2 支温度计的读数。

❹ 把纸巾裁成 2 片。

❺ 将半片纸巾浸入水后覆盖在一支温度计的球状顶部。

❻ 将另外半片干的纸巾覆盖在另一支温度计的球状顶部。

❼ 几分钟后再观察两支温度计的读数。

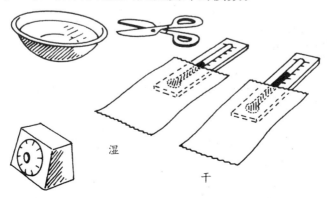

湿

干

实验结果

被湿纸巾覆盖的温度计的温度偏低。

实验揭秘

由于碗里的水长时间静置,水温与室内温度相同。湿纸巾的温度与干纸巾的温度相同,湿纸巾能使温度降低是因为水分蒸发而制冷。蒸发是水从外界吸收足够的热量转变为气体的过程,水分蒸发时带走了温度计的温度。出汗时的降温也是同样道理,汗腺出汗后,汗水从皮肤上蒸发。蒸发时带走了皮肤上的温度,因此降低了皮肤表面血液的温度。

练习题参考答案

1. 解题思路

皮肤变热时:

a. 身体会出汗,汗水从皮肤蒸发,会感觉凉快。

b. 血管扩大,血液流向皮肤表面。

答:图 B 表示夏季降温时皮肤经历的变化。

2. 解题思路

(1) 创可贴阻止被覆盖的皮肤照到阳光。

(2) 没有光线时,黑色素颗粒分成独立群体聚集在一起,使皮肤变白。

答:图 A 表示被创可贴缠绕后的皮肤状态。

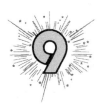

9 接触
——皮肤内的感受器如何感受周边环境

常识须知

当皮肤受到**刺激**时,你会有不同的感觉:触摸、压力、热、冷和疼痛。下图向我们展示了除疼痛以外所有的皮肤感受,这些感觉感受器存在于神经纤维末端的特别感觉器官中。而疼痛感则存在于裸露的神经末梢。

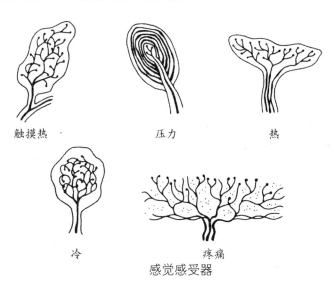

触摸热　　　　　压力　　　　　热

冷　　　　疼痛

感觉感受器

感觉感受器分布在身体的各个部位。疼痛纤维在体内形成广泛的网络。触摸、冷和热的感受器都接近皮肤的表面。人的面部有很多热感受器，所以面部皮肤对温度很敏感。触摸感受器位于毛囊的边上。在同等面积下，指尖上的触摸感受器比手腕上的要多，而手腕上的热感受器比指尖上的多。正是因为这一点，妈妈经常把奶瓶中的牛奶滴一滴在手腕上来试温。压力感受器存在于皮肤下层组织，如果皮肤受到紧紧的按压，你会有一种压力的感觉。

在某种程度上，皮肤可以适应某些感觉，某种感觉会逐渐减少，甚至消失。比如，你穿的衣服紧贴着你的皮肤，除非它移动，不然你不会感觉到衣服与皮肤的接触感。另外，刚进入到一个温水浴缸时，你会感觉到水的温暖，但是很快又会感觉到水变冷了。这是因为你皮肤里的热感受器已经适应了水温，而不是水真的变凉了。

每一种感受器都会被某一种特定的刺激物刺激，下面列举了一些不同的感受器和相对应的刺激物。

- **化学感受器**——嗅觉和触觉。
- **机械性刺激感受器**——压力、触觉和声音。
- **伤害感受器**——疼痛。
- **光感受器**——可见光。
- **温度感受器**——热和冷。

练习题

仔细观察下页的图片，指出每幅图中受刺激物刺激的感受器。

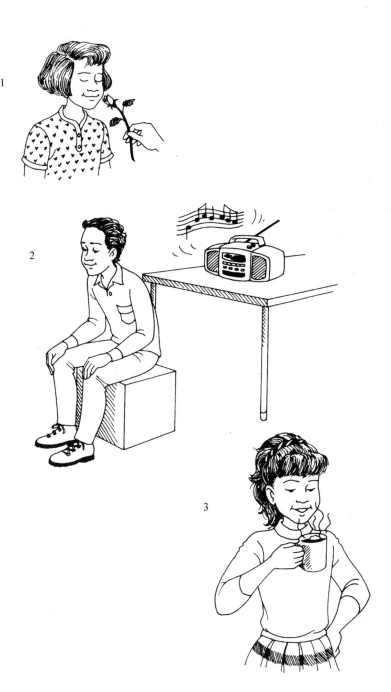

1

2

3

小实验 麻木

实验目的

演示大脑如何解读皮肤感受器传达的信息。

你会用到

一支铅笔。

实验步骤

❶ 用右手食指和拇指摩擦左手食指上下面。

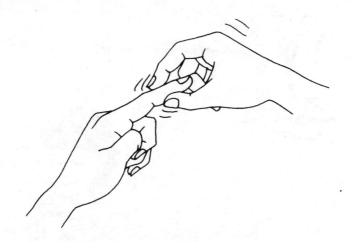

❷ 来回摩擦 3—4 次,在心里记住这种感觉。

❸ 左手拿着铅笔使食指下面靠在铅笔上。

❹ 右手的食指在左手食指上面来回摩擦,同时右手拇指在铅笔上来回摩擦。

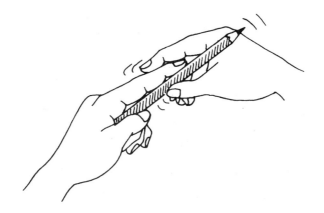

⑤ 比较前后两次摩擦的感觉。

实验结果

　　手指靠在铅笔上下摩擦时,感觉好像手指的一部分是麻木的。

实验揭秘

　　人脑就像电脑一样,里面包含许多"程序"。摩擦手指时,被摩擦手指两面的机械刺激感受器向大脑发出信息。摩擦的食指和拇指上的机械刺激感受器在摩擦时同时向大脑发出信息。大脑分析收到信息,然后发出输出信息,感觉到在摩擦自己手指的两端。当铅笔代替手指的一面被摩擦时,信息就不能传达给大脑,大脑会自动把没有传送过来的信息理解为手指的一面是麻木的。大脑接收和传送信息都是根据感受器发出的信息进行,即使你知道发生了什么,大脑输出的信息仍然是麻木的手指。

练习题参考答案

1. 解题思路

(1) 刺激物是什么？是花。图中的人是闭着眼睛的，而且没有去触摸花，但是她在笑，这说明她没有感觉到任何疼痛的感觉。因此，刺激物只是花的香味。

(2) 哪种感受器感受到了花香味的刺激？

答：化学感受器。

2. 解题思路

(1) 刺激物是什么？是音乐。但是图中的男孩并没有看到他身后的收音机，他只是听到了音乐。

(2) 哪种感受器受到了声音的刺激？

答：机械性刺激感受器。

3. 解题思路

(1) 杯子中盛满了热饮料，因此能感觉到热气。杯子和杯子中的饮料接触到了手上的皮肤。图中的女孩边看着杯子边笑，这说明她没有感觉到疼痛，而是她闻到了杯中饮料的味道。

(2) 哪种感受器受到了热、触摸、视线和味道的刺激？

答：温度感受器、机械性刺激感受器、光感受器和化学感受器。

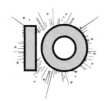 # 毛发和指甲的秘密

常识须知

　　毛发和指甲都是"修饰"过了的皮肤，是宝宝在妈妈的肚子里就长好了的。事实上，宝宝在出生前身体上的毛发比刚出生时还要多，出生后皮肤上的毛发脱落了。粗质的毛发代替了脱落毛发的位置，但大部分柔和的细毛仍覆盖了宝宝身体的大部分皮肤。除了嘴唇、脚底和手掌心的地方，毛发遍布身体的各个部位。

　　身体上所有的毛发都生长于毛囊，只有毛发的底部有生命。每一根毛发底部的细胞时常分离并互相推挤，导致细胞变得平整，紧紧挤在一起。当越来越多的细胞累积在一起时，它们会被推进穿过毛囊。这些毛发细胞就像表皮的细胞，当它们离需要的养分源越来越远时，细胞就会渐渐死去。我们看到的身体的毛发是由死细胞和角蛋白组成的，能使毛发坚硬。

　　每一个毛囊底部都需要血液供给，上部有微小的竖立肌和油腺。当皮肤温度降低时，竖立肌会收缩，使毛发竖立起来，并阻挡空气接触皮肤。收缩的肌肉变成了鸡皮疙瘩。尽管人拥有的毛发比大部分动物都少，但这些毛发仍旧可以阻挡冷空气来保暖。油腺分泌出皮脂，使周围的毛发和皮肤变得润滑。

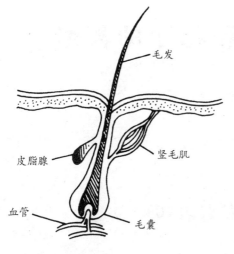

毛发 | 竖毛肌 | 皮脂腺 | 血管 | 毛囊

毛发的颜色和肤色一样,这取决于黑色素的含量。浅色的毛发含有的黑色素少,而深色的毛发含有的黑色素多。随着年龄的增长,毛干中心不再适合生长,渐渐充满微小的气泡。气泡进入毛发只通过底部的毛囊,而且被气泡充满的毛干部分需要一定的时间才能到达表面。有个古老的传说,由于压力,一夜之间愁白了少年头。

头发的平均生长速度大约是每月 1.25 厘米,每一根毛发在头皮上生长 3—4 年,然后停止生长,最后脱落。毛囊一般会休息几个月直到生长出一缕新头发。据估计,我们每天掉落10—100 根头发,但又会长出同样数量的新头发。身体上的一些毛发,包括睫毛和眉毛,不会长到和头发一样的长度,因为这些毛发 3—4 个月就会死去并脱落。

和毛发一样,手指甲和脚趾甲也含有角蛋白,它们会变得粗糙和坚硬。手指甲和脚趾甲生长在**甲根**的部分。指甲边缘厚的皮肤称为**外皮**,跟毛发一样,组成指甲的细胞是死细胞,这就是为什么修剪指甲时不会感到疼痛。

手指甲平均每星期生长 0.05 厘米,比脚趾甲长得要快。手指甲和毛发在夏天的生长速度都比冬天快。通常来说,中指的指甲长得最快。指甲皮肤底部的血管使它看起来呈粉色。指甲根部的半月状,我们称为**半月痕**的部分是白色的,因为这一部分不是牢牢依附在皮肤上。半月痕是指甲生长出来的主要区域。

指甲的功能是触摸不同物体时给予支撑的作用,如果没有这层坚硬的支撑,指尖会过度弯曲收缩。

练习题

1. 仔细观察下图,并指出 A 到 I 哪个部分没有毛发?

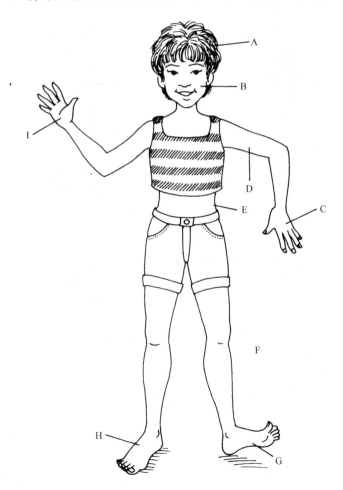

2. 下面哪张图展示了竖立肌收缩导致皮肤表面产生鸡皮疙瘩的情况？

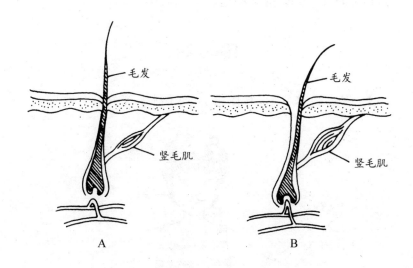

3. 下面哪张图正确表示指甲上半月痕的位置？

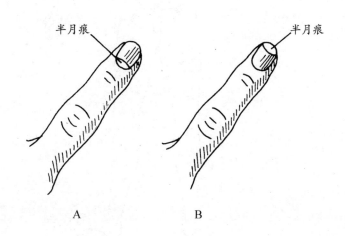

小实验　卷发与直发谁更强韧

实验目的

判断直发或卷发，哪个更强韧。

你会用到

2 根头发（一根自然卷发，一根直发），4 枚回形针，胶带，2 只小纸杯，一条毛巾，一些硬币。

实验步骤

❶ 向两个人分别要一根长为 15 厘米的头发，一根是卷发，一根是直发。

❷ 根据以下步骤，为每一根头发准备一个试验仪器。

● 如下图所示，头发两端 1.2 厘米处，分别穿过回形针。

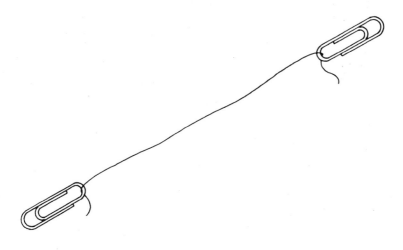

- 用胶带粘住头发的两端。
- 把一端的回形针粘在桌角，使另一端回形针悬挂在桌下。
- 将悬挂在桌下的回形针掰成挂钩状。
- 把回形针的挂钩插入到纸杯的一边，钩在纸杯顶端边缘的下方。

❸ 在纸杯下方的地上放一块毛巾。

❹ 在两只纸杯中交替放入硬币，直到其中一根头发断裂，纸杯和硬币掉落。记下掉落纸杯中的硬币数。

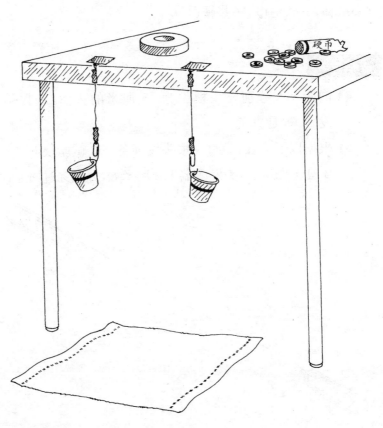

⑤ 拿开掉落的硬币,继续在未掉的纸杯中放入硬币,直到另一根头发也断裂。

⑥ 比较使两根头发断裂的硬币数。

实验结果

使两根头发断裂的硬币数是不同的,但是可以看出直发比卷发更强韧。

实验揭秘

头发的类型在一定程度上取决于毛囊的形状,卷发生长于扁平的毛囊上,而直发则生长于圆形的毛囊上。比起扁平毛囊的卷发,圆形毛囊的直发更强韧。有一种类型的头发,既不是直发也不是自然卷,称为波浪卷发,它生长于椭圆形的毛囊上。波浪卷发会比自然卷发更强韧吗?按照上述实验方法,用波浪卷发代替直发,试试看。

练习题参考答案

1. 解题思路

身体的哪一部分没有毛发?

嘴唇、脚底和手掌心都没有毛发。

答:图中 G 和 I 部分没有毛发。

2. 解题思路

竖立肌收缩时会产生鸡皮疙瘩,使毛发竖立起来。

答：A 图展示了竖立肌收缩的情况。

3. 解题思路

指甲上的半月状的半月痕,位于指甲根部。

答：A 图正确表示了指甲半月痕的位置。

11 心灵的窗户
——眼睛

常识须知

人们接触周围的世界主要通过视觉、味觉、听觉、嗅觉和触觉。在这五种感觉中,视觉被认为是最重要的。一个有趣的科学实验发现,我们所记得的事情都是亲眼目睹的。

眼睛里充满了胶状的液体。眼球的保护膜有三层。最里面的一层称为**视网膜**,是视神经的扩展,即连接眼睛和大脑的主要神经。这一层含有对光敏感反应的细胞,称为**视杆细胞**和**视锥细胞**,其作用是向大脑传递信息。眼球中大约有 120 亿个视杆细胞,可以识别黑白图像而且能在微光下很好地工作。视锥细胞有 6 亿—7 亿个,可以识别彩色图像,但不能在微光下工作。

视锥细胞分散分布在视网膜中,但却大量聚集在小的、对光敏感的凹地中,称为**视网膜中央凹**。视网膜中央凹能**聚焦**光线,使眼睛能清晰地看到物体。在漆黑的夜晚,通常能看到灰色的阴影,这时只有视杆细胞在微光下工作。如果视锥细胞也能适当地工作,就会看到成千上万不同颜色的阴影。不能辨别颜色的人被称为色盲。

视神经穿过的地方没有视杆细胞和视锥细胞。这个点称为**盲点**,也就是对光不敏感。两只眼睛从微小的不同角度看东西,一只眼睛能看到另一只眼睛的盲点范围。大脑同样能帮助填充图像缺失的部分,以至于不会发现有缺失的部分。把手上的书举到一臂远的距离处,面对有·和 X 的一页,找到左眼的盲点。闭上右眼,用左眼看着图中的 X。必须保持脸朝前,盯着 X 看,不要偷看旁边的黑点。慢慢把书移向自己,当视线看不到那个黑点时,其实小黑点的影像已经聚焦在左眼的盲点上了。当黑点刚好消失时,书本大约离你的脸 30 厘米远。

眼球的第二层或中间层称为**脉络膜**,能为眼睛提供营养和氧气,并含有色素使眼睛有颜色。眼球的前部是有颜色的眼睛肌肉膜,称为**虹膜**。虹膜的中央是**瞳孔**,实际上是光线进入的开口。瞳孔的大小取决于虹膜的肌肉。在微弱的灯光下,瞳孔会扩大;而在明亮的灯光下,瞳孔会收缩。

瞳孔后面是眼睛晶体状,由脉络膜处的液体供给营养。肌肉的收缩改变了眼睛晶体状的形状。人能看到东西是因为光线从物体上反射进入了眼睛,眼睛晶体状又把光线集中在视网膜中央凹的视杆细胞和视锥细胞上。

光线进入到眼睛晶体状时,光线折射。光线弯曲到一定程度后图像会倒映在视网膜中央凹上。图像的神经冲动传送到大脑后,颠倒的图像会被大脑解读为正面朝上的图像。如果眼球直径太长,图像会聚焦在视网膜中央凹的前部。近视

的人眼球变长,所以图像会聚焦在视网膜中央凹的前部。他
们能看清近距离的东西,但看不到远的东西。近视眼可以通
过戴眼镜来矫正,眼镜向外弯曲光线,使光线聚焦在较远距离
处。**凹透镜**能向外弯曲光线。

    远视眼的人眼球直径太短,图像会聚焦在视网膜中央凹
的后方。远视眼的人能看远距离的东西,但看不清近的东西。
凸透镜向内弯曲光线使图像聚焦在较短距离处,可以用来矫
正远视眼。

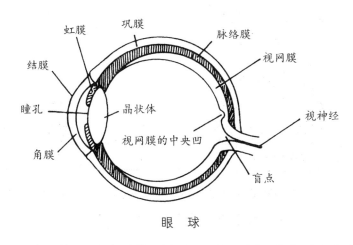

眼　球

    眼球的第三层或最外层是坚固的一层,形成了白色的眼
球,这一层称为**巩膜**。眼睛的表面有一层凸出的、**透明的**被称
为**角膜**。**结膜**是一层薄而透明的薄膜覆盖在眼睛前部,用来
保护眼睛。结膜非常敏感,能感受到非常细小的灰尘与颗粒。
睫毛帮助眼睛阻挡灰尘颗粒,眨眼能帮助清除灰尘。眼皮每
眨一下,湿润的眼液就会清洗眼睛表面,眼皮眨动的速度大约
是 15 次/分钟。

练习题

1. 仔细观察下图,判断哪张图片展示了眼睛晶状体在视网膜中央凹聚焦的图像?

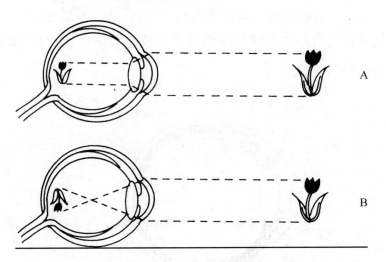

2. 下图代表了矫正差视力所用的镜片。哪张图正确地表示了近视眼用矫正镜片后的前后情况?

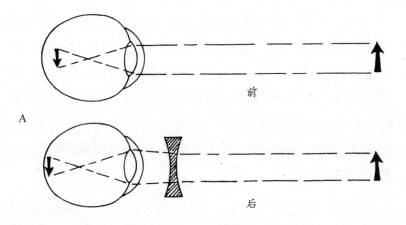

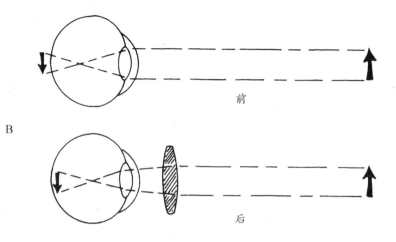

前

B

后

小实验　瞳孔的大小会变化吗

实验目的

了解眼睛瞳孔的大小是否会随光线的强弱而改变。

你会用到

一把手电筒，一名助手。

实验步骤

❶ 要求助手坐在灯光微弱的房间里，两只眼睛都睁开。

❷ 2—3分钟后，观察两只眼睛瞳孔的大小。

❸ 把手电筒靠近助手脸的一侧，注意不要碰到脸。慢慢移动手电筒使光束穿过脸的一侧，照射进一只眼睛的瞳孔，然后迅速关掉手电筒。

注意：把光照进助手的眼里的时间不要超过一秒钟。

④ 对另一只眼睛重复先前的动作。

⑤ 比较光照进眼睛前后瞳孔的大小。

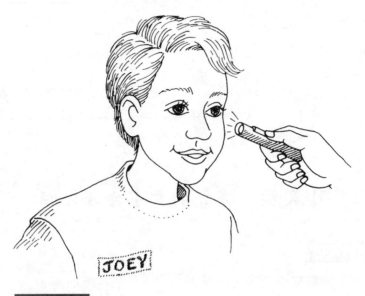

实验结果

在光照进眼睛前，瞳孔较大。

实验揭秘

瞳孔的大小控制了进入眼睛光线的数量。在微弱的灯光下，瞳孔扩大，就允许更多的光线进入眼睛；在明亮的灯光下，瞳孔就会缩小，以保护眼睛后部的视杆细胞和视锥细胞。

练习题参考答案

1. 解题思路

（1）眼睛的晶状体使图像倒映在视网膜的中央凹上。

（2）哪张图展示了倒映的图像。

答：图 B 展示了眼睛晶状体在视网膜中央凹聚焦的图像。

2. 解题思路

（1）近视眼是因为眼球直径比正常的要长。

（2）如果眼球直径太长,图像会聚焦在视网膜中央凹的前部。

（3）凹透镜向外弯曲光线,使光线聚焦在较远处。

答：图 A 正确展示了用来矫正近视眼的镜片。

12 声音是如何发出的

常识须知

　　喉头是在交流时讲话发出声音的器官。喉头由肌肉组织和结实又灵活有支撑性的**软骨**组成。软骨在脖子前部凸起，可以通过手指轻轻抚摸你的脖子来感受凸起的软骨。吞咽

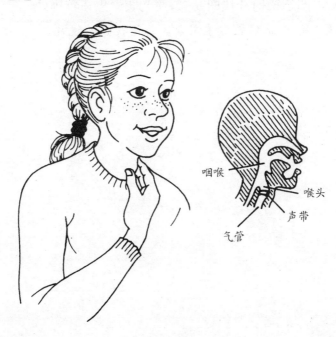

咽喉
喉头
声带
气管

时,喉头会上下移动。喉头通常又称为**喉结**,成年男性的喉结普遍比成年女性大,凸出得更明显。

横穿喉结开口处的是两条坚韧的弹性组织肌肉,称为**声带**。进入鼻子或嘴巴的空气通过喉咙进到喉结,再通过声带,最后进入肺部。空气通过的通道称为**气管**。空气离开肺部后,原路返回离开身体。喉结处的肌肉组织会移动,以至于声带会像滑动门一样开关。当声带打开时,和呼吸一样,形成三角状。声带之间有一个小裂缝称为**声门裂**。空气从声门裂通过,使声带**振动**而产生了声音。

声带拉得越紧,振动发出的音就越高,即**高音**。声带和喉结的大小同样能影响发出声音的高低。短声带能使发出的音更高。小孩的声带长度大约是 0.5 厘米,声带会随着年龄的增长而加长,成年女性的声带长度大约是 2 厘米,而成年男性的声带长度大约是 3 厘米。因为女人的声带长度短,所以大部分女人的嗓音比男人高。

声音产生的大小取决于声带之间空气流动的速度,空气流动得越快,声音越高。由于喊叫需要更多的呼吸,所以当你叫喊时,你会深呼吸并且加快呼吸速度。以一种正常的音量讲话时,声带之间的空气流动要比正常呼吸时少。长时间讲话,你会感到轻微的头晕,这是因为讲话期间缓慢流动的空气不能给身体带来足够的氧气。

咳嗽是帮助清除呼吸道里的刺激颗粒的一种自动反应。空气被胸部的肌肉和其他部分的肌肉压缩在肺里,处于胸部和腹部之间的片状肌肉被称为**隔膜**。声带放松后,空气快速离开肺部,进入气管,从嘴巴里呼出。咳嗽时,空气的流动速度大约是 480 千米/小时。快速流动的空气使声带振动,因此产生了咳嗽的声音。

打嗝是因为隔膜收缩并急剧下移，下移速度比正常时要快。人为什么会打嗝？打嗝声的产生是由于声带短时间猛地关闭，就导致了突然的喘气呼吸。

练习题

1. 仔细观察图中的声带并判断哪张图正确地表示了在下列情况下声带的状态？

   a. 正常呼吸时

   b. 唱歌或讲话时

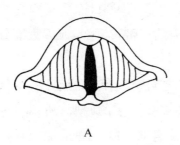
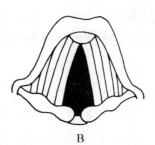

A   B

声　带

2. 仔细观察下图,判断哪张图表示缓慢流动的空气在通过部分闭合的声带时发出的声音?

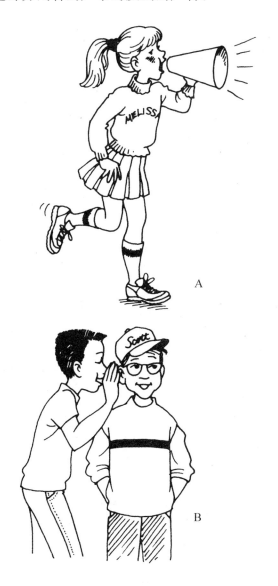

A

B

小实验　声带振动

实验目的

演示如何发出声音来。

你会用到

一面手镜。

实验步骤

❶ 你闭上嘴巴发出低低的哼声,发出字母 M 的一种
"mmm"的声音。

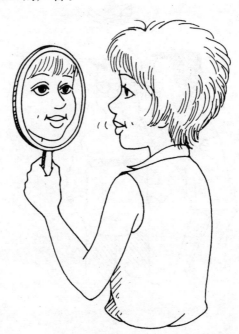

❷ 继续发出"mmm"的声音,同时慢慢张开嘴巴,注意新发出的声音。

❸ 念出以下字母,在镜中观察自己嘴唇的形状,看看在发音时嘴巴是张开的还是闭合的。发音时,注意你舌头的位置:D,P,S,A,E,I,O,U。

实验结果

张开嘴巴时,原来发"mmm"的音变成了"ahh"的音。念出不同的字母,会发出不同的音,舌头和嘴唇的位置是不一样的。只有发出字母 M"mmm"的声音时是需要闭着嘴巴的。

实验揭秘

嘴唇、舌头、脸颊、上颚、牙齿、鼻腔都能帮助改变或形成声音。闭着嘴巴时发出的是"mmm"的声音,而张开嘴巴时就变成了"ahh"的声音,这是因为张开嘴巴时,呼出空气。闭着嘴巴时,舌头和嘴巴上颚之间的空间很小,张开嘴巴时使舌头放下来。

发出字母 D 的声音需要把舌头抵在嘴巴上颚的前部——**硬腭**。这个部位,会使空气流动受阻。发出字母 P 的声音时也需要阻止空气流出嘴巴,但不同的是,阻止空气流动的是嘴唇,不是舌头。

发出字母 S 的声音是把舌头抵在嘴巴的上颚,使空气从舌头和硬腭之间的狭小的缝隙间通过。

脸颊和嘴唇的形状使你可以发出元音字母(A,E,I,O,U)的声音。也可以通过上下移动下巴来改变嘴巴的形状。

练习题参考答案

正常呼吸时,声带之间的空隙是张大的。

答:图 B 表示了正常呼吸时声带的状态。

1b. 解题思路

唱歌或讲话时,两侧声带拉紧、声门裂变窄甚至几乎关闭,所以气流能使其振动而发声。

答:图 A 表示了唱歌或讲话时声带的状态。

2. 解题思路

(1) 图中的拉拉队队长正在呐喊,发出了响亮的声音。

(2) 响亮的声音是由于快速的气流冲击部分闭合的声带而产生的。

(3) 图中正在耳语的孩子发出了很轻的声音。

(4) 轻的声音是由于慢速的气流冲击部分闭合的声带而产生的。

答:图 B 代表了缓慢流动的空气在通过部分闭合的声带时发出的声音。

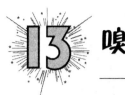

13 嗅觉
——鼻子的功能

常识须知

鼻子具有敏感的嗅觉。它能呼吸到空气中的气味,气味刺激了位于鼻腔顶部的微型化学感受器。数以百万计的细胞聚集在一起,在人体中占据了一张邮票大小的面积。这些特殊的细胞给大脑发送信息来识别气味。

人的嗅觉要比味觉敏感一万倍,但和其他动物相比,人的嗅觉却非常薄弱。即使这样,还是可以辨别上千种不同的味道,不会漏掉或忘记任何一种。一旦鼻子察觉过鱼的味道,只要再次闻到它,就能识别出它的味道。

鱼的那种"似鱼"的味道是鱼进入空气并留在空气中的微分子。当包含这些微分子的空气进入人的鼻子后,一部分会到达鼻腔中的嗅觉感受器——嗅细胞。每个嗅细胞末端的纤毛有 1 000 条之多,均处于黏液中。那种"似鱼"的微分子先溶解在纤毛中,然后发出信息告诉大脑有一条鱼就在附近。

科学家并不确切知道嗅觉是如何工作的。他们认为气味分子有一个可以适应化学受体细胞的特殊形状,就像一把钥匙开一把锁一样。这就叫做"锁和钥匙"理论。这解释了人造

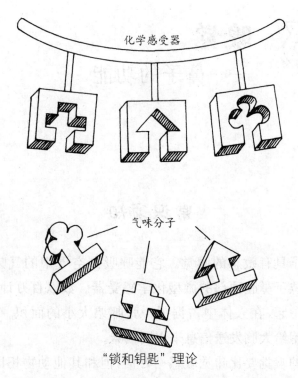

化学感受器

气味分子

"锁和钥匙"理论

花为什么闻起来更像天然香料。人工的气味分子和自然物质有相似的分子结构，因此刺激了相同的感受器。

人在感冒的时候，经常会失去嗅觉，因为鼻子被过多的黏液堵住了，阻止了气味颗粒到达嗅细胞。如果空气中长时间有一种特别的味道，鼻子也会变得麻木不仁。你进入一个正在煎带鱼的房间，会立刻注意到这个味道。但是，过了一会儿，味道闻起来就不会那么强烈。这是因为被同一种味道持续性刺激后，人的嗅细胞就会脱敏。一旦你对一种味道脱敏了，它必须在强度上增强几百倍，才会让你感觉像之前闻起来的一样强烈。如果你离开一会儿后再回来，味道就会和你第一次进来时闻到的一样强烈。

练习题

研究图表并确定是道路 A 还是 B 可以抵达下列结果：

1. 舌头上的味蕾被刺激并品尝到爆米花。

2. 鼻腔的嗅细胞被刺激并且闻到了爆米花味。

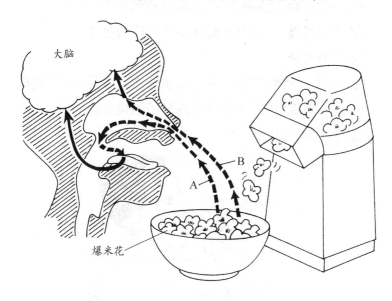

大脑

B

A

爆米花

小实验　嗅觉强度

实验目的

判别闻是如何影响嗅觉强度的。

你会用到

一些香草萃取液，2 粒棉球，一只婴儿食品罐，一只计时器。

实验步骤

❶ 在一粒棉球上滴几滴香草萃取液。

❷ 把弄湿的棉花球放进食品罐,盖上盖子。

❸ 把打开的食品罐放下,不要接触到鼻子。

❹ 正常呼吸 1—2 次并标注香草气味的强度。

❺ 扔掉棉球。

❻ 等待 5 分钟,然后用另一粒棉球重复步骤 1—2,把打开的食品罐放下,不要用你的鼻子触碰它。

❼ 好好地深呼吸一下。

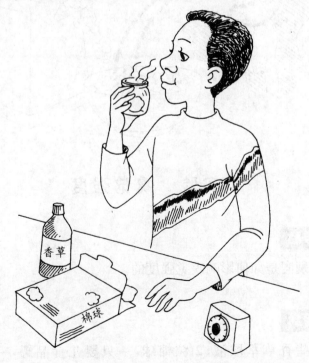

深呼吸闻到的香草味道比正常呼吸闻到的要强烈。

实验揭秘

　　正常呼吸时,空气中携带的香草分子通过鼻腔进入喉咙深部。深呼吸时,空气气流会上升,从位于鼻腔最上端的嗅细胞流过。呼吸也带进了更多包含着香草分子的空气。

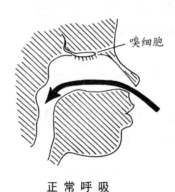

正 常 呼 吸

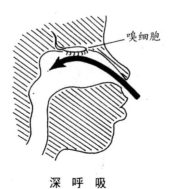

深 呼 吸

练习题参考答案

1. 解题思路

(1) 气体分子会从鼻腔后到达嘴里，气体分子和舌头上的唾液融合在一起并刺激了味蕾。

(2) 当味蕾被刺激时，就可以品尝到味道。这就是所谓的"品尝一种气味。"

答：途径 A 可以品尝到爆米花味。

2. 解题思路

气体分子通过鼻子刺激了嗅细胞。

答：途径 B 可以闻到爆米花味。

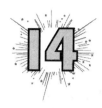 **舌头是如何品尝到味道的**

常识须知

舌头是用来品尝东西的。事实上,一种叫味蕾的味觉感受器使我们感觉到了食物的味道。虽然在嘴巴根部的软腭上也发现过一些味蕾,但大部分的味蕾都位于舌头的表面。味蕾就像橘子一样,是由一群受体细胞和支持细胞组成的。

为了体验味道,食物中的化学成分必须先和嘴里起着软化和消化食物作用的**唾液**相溶解。这种液体随后会流进味蕾顶部的开口中。溶解在食物中的分子会刺激味蕾向大脑发送信息。

成人大约有 10 000 个味蕾细胞。舌头表面看到的并不是一个个单独的味蕾,而是由大约 200 个味蕾组成的小团。这一个个小团被称为**乳头状突起**。味蕾被分成 4 个味种:酸、甜、苦、辣。每个味种位于舌头的特定区域。

舌头的前部最容易品尝到甜味。舌尖和舌头两侧的前半部分则品尝到咸味。感受酸味的味蕾在舌的两侧后半部分。而感受苦味的味蕾则分布在舌头根部。嘴巴根部和喉咙则能

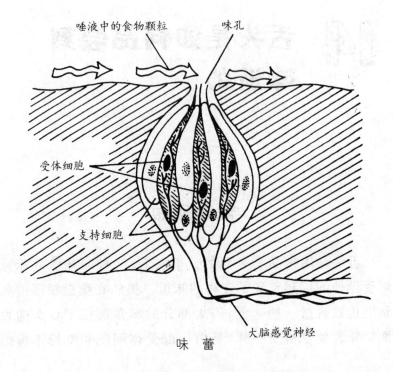

唾液中的食物颗粒　味孔

受体细胞

支持细胞

大脑感觉神经

味　蕾

感受到 4 种味道。舌头的特定区域有更多类型的味蕾,在味觉区会有相当多的味蕾重叠覆盖,并且每一个人的味蕾都各不相同。

　　舌头对冷、热也十分敏感,并且这些也会影响味觉。土豆泥的味道和块状的土豆尝起来就不同。冰冷的食物可以让你的味蕾没有那么敏感。这就是为什么融化的冰激凌和常温的汽水尝起来更甜。舌头同样对疼痛极为敏感。

　　味道同样取决于自身的味觉。感冒时鼻子被鼻涕堵住了,你就会觉得食物没有那么美味了。

练习题

1. 下图是按照舌头味蕾感觉到味道时聚集的不同味觉。请识别代表酸、甜、苦、辣的几何图形。

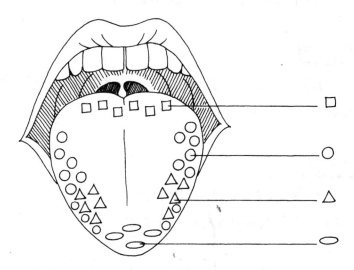

2. 根据下列图标,选一选哪一种食物放在舌头上可以先刺激到感受甜味的味蕾。

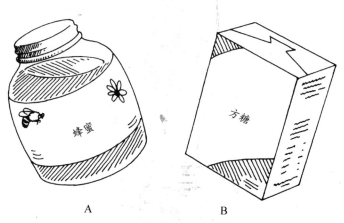

A   B

小实验　鼻子与舌头的关系

实验目的

判别嗅闻和品尝是相互联系的感觉。

你会用到

3种不同的果汁，4只小纸杯，一些饮用水，一条围巾（蒙住眼睛用的），一名助手。

实验步骤

注意: 在实验开始之前不要让助手看见果汁。

1 在3只纸杯中各倒入一种果汁。

2 将第4只纸杯装满水。

3 用围巾遮住助手的眼睛。

4 实验过程中让助手捏住自己的鼻子。

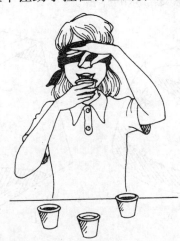

92

❺ 给你的助手一杯果汁，让他品尝后确认喝的是什么果汁。

❻ 确认结束后，让助手喝点水来冲去他嘴里果汁的味道。

❼ 用另外 2 种果汁重复步骤 5—6。

❽ 让助手不戴眼罩也不用捏住鼻子，用 3 种果汁再次重复所有步骤。

实验结果

当助手蒙住眼睛时，他无法看到果汁，果汁尝起来味道都很相似。当助手只闻到果汁时，它们的味道也不相同。当助手既看到又闻到果汁时，果汁的味道就很容易辨认出来。

实验揭秘

吃东西时，食物的味道并不只取决于味蕾，还取决于食物的气味。食物的芳香与味道相结合，拥有了独特的味道。当食物在嘴里的时候，它会释放气体分子，通过嘴巴和鼻子的连接通道最后进入鼻腔。气体分子会刺激位于鼻腔顶部的嗅细胞。味蕾和这些嗅细胞接受的综合信息被发送到大脑后，人才能识别出大部分食物的味道。

有时候很难知道是在嗅味道，还是在品尝味道。事实上，我们也可以品尝到一种气味。当气体分子从鼻子下移到嘴里的时候，无论什么时候溶入了唾液中，品尝一种气味的感觉就会发生。这在极大程度上刺激了舌头上的味蕾，如我们常常会在呼吸时尝到空气的味道。

练习题参考答案

1a。 解题思路

(1) 方块位于舌头的后面。

(2) 舌头后面能够感觉到什么味道?

答：方块代表苦味,因为舌头后方能感觉到苦味。

1b。 解题思路

(1) 圆圈位于舌头的两侧。

(2) 舌头两侧能够感觉到什么味道?

答：圆圈代表酸味,因为舌头两侧能感觉到酸味。

1c。 解题思路

(1) 三角形位于舌头两侧靠近前端的位置。

(2) 这些区域可以感觉到什么味道?

答：三角形代表咸味,因为这些区域可感觉到咸味。

1d。 解题思路

(1) 椭圆位于舌尖。

(2) 舌尖可以感觉到什么味道?

答：椭圆代表甜味,因为舌尖可以感觉到甜味。

2. 解题思路

(1) 食物一定要溶解进唾液,否则人们就无法品尝到它们的味道。

(2) 想要品尝到方糖的味道,必须把它溶解进唾液里。

(3) 蜂蜜是液体,可以更快地品尝到。

答:A 蜂蜜能更快刺激到舌尖感觉甜味的味蕾。

15 耳朵是如何听到声音的

常 识 须 知

耳朵对声音有特殊的敏感性。声音是由于物体振动而产生的。物体的振动会通过空气向四周传播。耳朵外部的形状能够更好地接收声波的振动,并使声波沿着外耳道传到**鼓膜**。

鼓膜是一层非常薄的膜状物,它沿着耳道紧紧地拉伸。声波击打这层膜使它像一面鼓一样振动。鼓膜的振动会经过锤骨、砧骨及镫骨的微型骨。这3块骨头总称为**听小骨**。这些骨头具有放大或降低声波的功能。

咽鼓管是连接中耳和咽部的细管,可以平衡中耳和外耳的气压。在飞机行驶、电梯运行时或海拔很高的地方,人的耳朵常常会感到耳鸣,这是由于周围的空气压力骤然改变,内耳组织无法迅速作出反应,咽鼓管内的气压和外耳的气压不同,造成一时的阻塞。

听小骨把振动传递至内耳。锤骨和鼓膜连接,镫骨和卵圆窗的膜连接,这层膜覆盖着内耳的入口。内耳中有一个螺旋管叫做**耳蜗**。耳蜗看上去像蜗牛壳,它充满了液体并包含

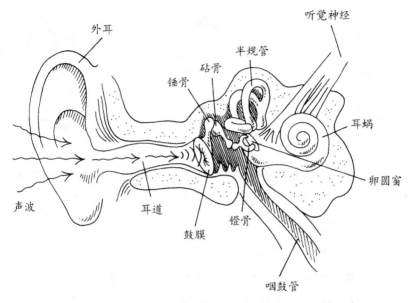

外耳

听觉神经

半规管

砧骨

锤骨

耳蜗

卵圆窗

声波

耳道

镫骨

鼓膜

咽鼓管

耳朵构造

着成千上万个细微的毛细胞。这些对声音敏感的细胞将震动传进耳蜗,听觉神经就会给大脑传达神经信号,以确定声音从哪里来。

内耳中有 3 条充满淋巴液的弯曲半圆形小管,叫做**半规管**,半规管不是用来听声音的,而是用来保持运动时身体平衡的。

练习题

1. 声音频率是空气每秒振动的次数,高音比低音的频率大。下页图中哪种乐器可以发出的声音更高。

注意: 每条线表示一条声波。

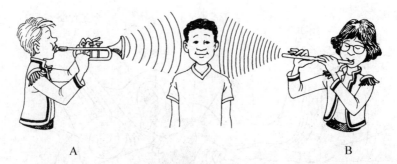

A   B

2. 人或动物能感受到的声音频率和强度的范围叫做听
   域。根据下图显示的不同动物的听域范围,回答
   问题。

   a. 哪个动物的听域最广?

   b. 图中多少动物可以听到人听不到的声音?

   c. 哪个动物可以听到最高的声调?

   d. 狗可以听到人听不到的声音吗?

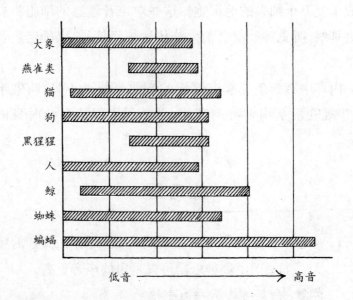

3. 如果用手指敲击桌子,用的力小,所以比用手掌拍桌子发出的声音小。噪声级是量度和描述噪声大小的指标。可用仪器直接测出反映人耳对噪声的响度感觉,计量单位为分贝。根据下图回答问题。

a. 噪声级超过 120 分贝会让人感到痛苦。图中哪个声音会让人感到痛苦?

b. 噪声级高于 85 分贝甚至更高极有可能损害人的耳朵。图中哪几种声音极有可能损害耳朵?

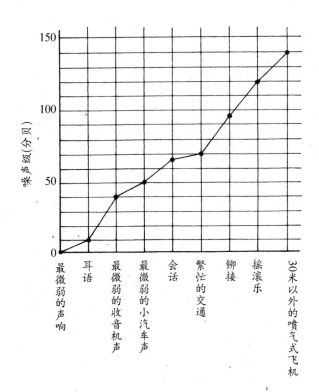

小实验　耳朵大的人听力会更好吗

实验目的

判别外耳的大小是否会影响人的听力。

你会用到

一台收音机。

实验步骤

❶ 打开收音机并调至中等音量。

❷ 站在离收音机 1 米之处。

❸ 把左耳转向收音机，并记录收音机的噪声级。

❹ 背向收音机并记录噪声级。

❺ 如下图所示，微屈左手。

❻ 把微屈的左手放在左耳旁，用大拇指和食指触摸你的耳朵。

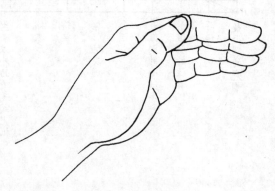

❼ 再站在初始位置,像刚才一样左耳朝向收音机,然后背
    向收音机记录噪声级。

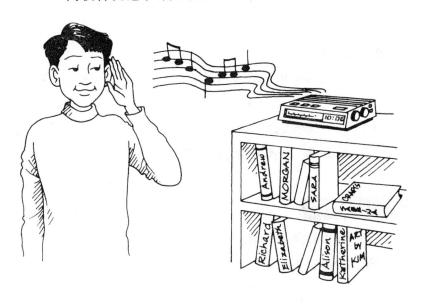

实验结果

   耳朵朝向收音机时,声音会比较大。把手微屈放在耳边
时,噪声级提高了。

实验揭秘

   外耳就像是声音接收器一样,将声波传至我们的耳道。
把手放在耳旁将耳朵转向收音机,使耳朵可以收到并传送更
多收音机的声音。但这并不是说有更大的外耳就可以听得更
清楚。事实上,背向收音机时,微屈的手阻碍了从身后传来的
声音。若像某些动物一样可以向四周探着头去寻找声音的
话,那么"大耳朵"就可以帮助我们听到不同方向的声音。

练习题参考答案

1. 解题思路

（1）规定时间内达到耳部的音频表明了声音振动的频率。

（2）频率更高，声音的声调也更高。

（3）哪种乐器发出的声音最高？

答：乐器 B——长笛，发出的声音最高。

2a. 解题思路

图中哪种动物的听域最广？

答：蝙蝠的听域最广。

2b. 解题思路

图中有多少种动物比人类具有更广的听域。

答：有 6 种动物可以听到人类听不到的异常尖锐的声音。

2c. 解题思路

哪种动物听到的声调最高？

答：蝙蝠听到的声调最高。

2d. 解题思路

（1）人类和狗能听到的声源处在左边同一位置。因此，狗和人类都可以听到低分贝的声音。

（2）狗能听到的声音比人类听到的声音音频更长。

答：是的，狗能够听到我们人类听不到的声音。

3a. 解题思路

图上有多少点是超过 120 分贝的？

答：一个。超过 120 分贝的噪声会让人感到痛苦。

3b. 解题思路

图上哪个声音点是超过 85 分贝的？

答：图上的 3 种声音：铆接，摇滚乐，还有是一架 30 米以外的喷气式飞机，都有可能给人的耳朵带来损害。

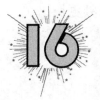

16 耳朵如何帮助人体感知运动

常识须知

耳朵不仅能听到声音,还能帮助我们保持平衡。内耳中半圆形的**半规管**起着保持平衡的作用。这些充满着淋巴液的半规管,其末端有着纤毛状的机械刺激感受器。3条半规管互成直角,可以感受到3个方向的运动:上下运动、左右运动、前后运动。

当你的头部运动时,半规管也会相应地运动,但是半规管里淋巴液的运动是滞后的。当你停止动作时,淋巴液还会因为惯性而继续运动。淋巴液的运动会触动感受器向大脑传送运动的信息。

半规管的下方是两个小囊——**椭圆囊**和**球囊**。它们也充满着淋巴液,在它们的囊壁上分别有椭圆囊斑和球囊斑,它们是位觉感受器,能感受头部运动的刺激。

在球囊和椭圆囊的内部胶状层上有碳酸钙结晶,形状像石头,称为耳石。它们几乎都相互垂直,能感受重心变化。地心引力会把耳石朝下拉,从而刺激了毛细胞相应地沿着神经纤维向大脑发送信息。大脑解译信息后会判别你是正

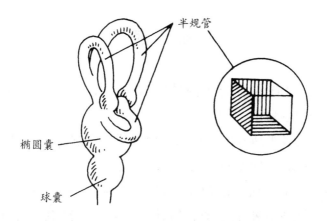

半规管

椭圆囊

球囊

立向上还是颠倒了。耳石的运动也会使你感觉到加速或减速。

　　内耳在保持身体平衡方面也起着重要作用，但是来自身体其他部位比如眼睛或肌肉的信息，也是传送给大脑的。通过分析这些信号，大脑可以判别身体的位置并及时调整身体姿势以便保持平衡。

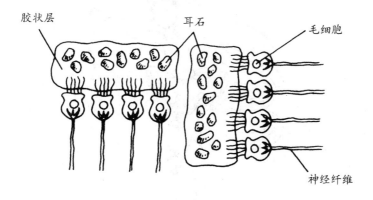

胶状层

耳石

毛细胞

神经纤维

练习题

下面的描述,模仿了内耳的运动。请从 A、B、C 3 幅图中找到相对应的图。

1. 装了半瓶水的封口水瓶很快朝一边倾斜。瓶中的水在短时间内慢慢地从一边流向另一边。

2. 装了半瓶水的封口玻璃瓶,水面上有一层黑胡椒粉。把玻璃瓶上下颠倒转动 8—10 次。当瓶子停止转动时,水面上的胡椒粉还会保持旋转一段时间,表明水还在运动。

3. 将一瓶装了玉米糖浆和一粒弹珠的封口水瓶上下摇晃。弹珠会缓缓地移至水瓶的底部。

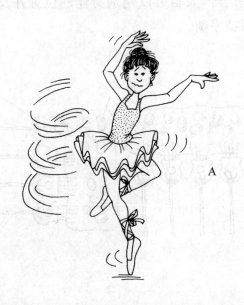

A

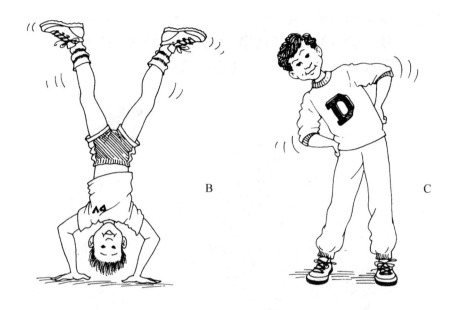

B

C

小实验　旋转

实验目的

演示身体快速旋转的后果。

你会用到

一把旋转椅,一名助手。

实验步骤

❶ 把椅子放在地板中央或开阔的地方。

❷ 你坐在椅子上。

❸ 把手放在膝盖上并向外伸展双腿。

❹ 让助手站在你身后。

❺ 让助手推动椅子使你开始旋转,然后助手快速远离。

❻ 描述当椅子停止旋转时你的感受。

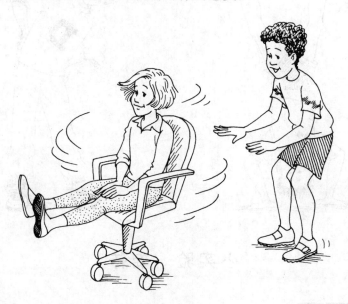

实验结果

在停止旋转的短时间内,你还会感到有点眩晕。

实验揭秘

当你不停地旋转时,耳中的半规管中的淋巴液也随之晃动。起初,淋巴液随之一起转动。停止旋转时,淋巴液由于惯性,仍向大脑发出继续旋转的信号。

练习题参考答案

1. 解题思路

（1）瓶中的液体，就像半规管中的淋巴液一样，不会随瓶子一起运动，而是会滞后运动。

（2）头向两边摇晃时，半规管中的淋巴液会流向另一边，就像瓶中的水一样。

答：图 C 模仿了身体左右晃动时内耳淋巴液也相应晃动。

2. 解题思路

（1）在瓶子停止晃动后，大部分的液体因为惯性，会继续摇晃。

（2）半规管中淋巴液的运动会滞后，在停止后仍能继续旋转。

答：图 A 模仿了身体旋转时使内耳的淋巴液也相应旋转。

3. 解题思路

（1）因为瓶子被倒过来，重力使弹珠从厚重黏稠的液体中往下沉。

（2）瓶子的颠倒晃动和人的倒立是相似的，重力会使耳石往下拉。

答：图 B 模仿了身体倒立时，由于重力而使内耳中的耳石往下拉。

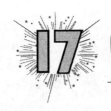

17 呼吸
——肺部的功能

常识须知

生活中我们很少关注呼吸,呼吸是自然而然的,但却是生命所必需的。如果停止了呼吸,三四分钟后人的大脑将会遭受不可逆的创伤。如果呼吸继续终止,死亡将随之降临。

呼吸如此重要,是因为它把身体中每个细胞所需要的无色的气体——**氧气**带入了身体。氧气通过血液被带进细胞,细胞和一种"燃料"即**碳水化合物**(消化了的糖和淀粉)相混合,被称为**葡萄糖**。葡萄糖是一种微小的糖粒分子,来源于我们所吃的食物。在细胞中,葡萄糖和氧气混合产生二氧化碳、

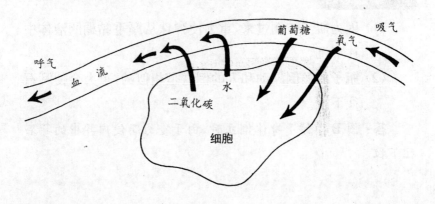

水和能量。能量为身体的活动做准备，以此来保持维护人体的生存。二氧化碳和水通过细胞壁进入血液，废弃的气体则被送回肺部，然后通过呼气排出体外。

呼吸频率是一分钟内吸气和呼气的时间。正常的吸气在1—2秒，呼气在2—3秒。这一个周期使呼吸频率为每分钟14—15次。参加体育运动时，呼吸频率可以增加到每分钟100多次。

你可以有意识地增加或减少呼吸的频率，但不能每天24小时这样做。因此，一个自动控制系统是非常必要的。自动控制系统由大脑中称为骨髓的那部分来完成这个任务。神经冲动传递到骨髓，会显示出身体中氧气对细胞的供应太少了，而二氧化碳的数量过高。这些信息激发了呼吸机制，引起呼吸的频率和深度增大。这样导致了多余的二氧化碳被呼出，而氧气被吸入体内。这个调节机制保证了二氧化碳和氧气的进出。

大多数人适应于生活在靠近海平面的海拔高度。在海拔更高的地域，空气变得稀薄而气压变低，从而使呼吸变得困难。住在高原的人们，其身体适应了稀薄的空气，他们的肺活量大，身体内产生了更多的红细胞从而携带更多的氧气。

如果潜入水下40米以下的深度，身体承受的压强会增大，导致肺部空气里的氮气被带入血液。当缓慢地回到水面时，氮气才有足够的时间从肺部被呼出体外。但是，如果迅速升出水面，这些气泡就来不及离开血液。靠近水面的时候，压强减小了，但血液中的氮气还在扩张，从而引发疼痛，尤其是在关节部位。这种在自然反应中弯曲关节便可以减轻疼痛的状况被称为**"潜水病"**。

练习题

阅读下图并回答下列问题:

1. 吸气和呼气,哪一个带有更多的二氧化碳?

2. 氮气的数量在吸气和呼气之间有什么不同?

3. 多少氧气在吸气的时候会余留在身体内?

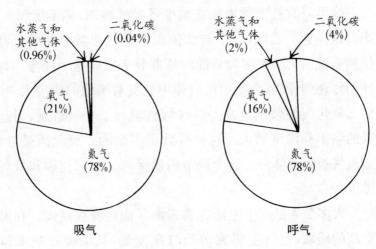

小实验 雾气镜

实验目的

收集一瓶呼出的气体。

你会用到

一包纸巾,一面带手柄的镜子。

❶ 用纸巾把镜子擦干净。

❷ 把镜子拿近,但不要接触到嘴巴。

❸ 对着镜子呼气 2—3 次。

❹ 仔细检查镜子的表面。

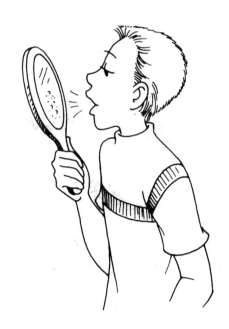

实验结果

镜子起雾了。

实验揭秘

呼吸是吸进新鲜氧气,排出二氧化碳的过程,同时产生能量和水的气体形态即二氧化碳和水蒸气。

化学反应的方程式如下：

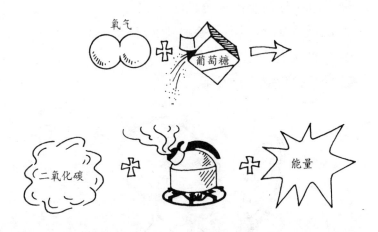

氧气＋葡萄糖→二氧化碳＋水蒸气＋能量

呼吸不断地发生在每一个细胞中。在镜子上看到的水是体内细胞呼吸产生的水蒸气。温暖的水蒸气接触到冰冷的镜子时,镜子的温度更低,**冷凝**(气体失去热能转化为液体的过程)就产生了。

练习题参考答案

1. 解题思路

(1) 吸入的二氧化碳占 0.04%。

(2) 呼出的二氧化碳占 4%。

答: 吸入氧气拥有更高的二氧化碳比率。

2. 解题思路

吸人和呼出的氮气数量都是 78%。

答：是的，吸进和呼出氮气的百分比没有差别。

3. 解题思路

（1）吸入的空气中包含了 21%的氧气。

（2）呼出的空气中包含了 16%的氧气。

（3）吸气和呼气在氧气百分比的差别是：

$$21\% - 16\% = 5\%。$$

答：有5%的氧气留在身体内。

18 呼吸之旅

常识须知

通常我们用鼻子呼吸。呼吸的空气可能是脏的、干的,太冷或是太热。鼻子内部的绒毛和黏液能够挡住进入鼻子的灰尘和花粉类的微小颗粒。另一方面,通过打喷嚏的方式把那些刺激人体的微小颗粒排出去。打喷嚏的气流时速可以达到每小时 161 千米。

进入鼻子的干燥空气靠黏液来湿润,而空气的温度是温暖还是寒冷则取决于鼻腔内排列的血管。鼻子通过呼吸可以把干净、湿润或温暖的空气带入肺部。

空气离开鼻子往下移动到达咽喉后进入气管。**纤毛**(用显微镜才能看到的微小的毛发结构)和黏液排列在气管中,使呼吸的通道变小,承担着清理打扫的任务。通过打喷嚏或咳嗽,直接将外来的颗粒物排出去。咳嗽,像打喷嚏一样,是来自肺部的强大气流把刺激性的微小颗粒排出体外。打喷嚏和咳嗽时,会向空气传播数以百万计的细菌。感冒病毒很多就是这样传播的。吸入的空气通过气管后进入身体,然后又进入支气管,直接进入肺部。支气管又分出很多分支,形成了更

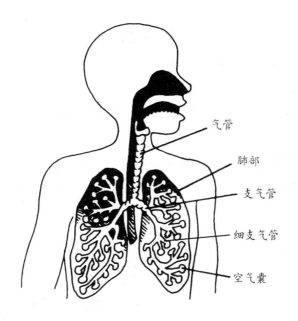

气管

肺部

支气管

细支气管

空气囊

小的细支气管。细支气管末端膨大成囊,囊的四周有很多突出的小囊泡,即肺泡。成人的肺部约有 3 亿—4 亿个肺泡,肺泡的周围有很多毛细血管。

　　肺泡和毛细血管膜是非常薄的,可以进行气体的转化。肺泡内的氧气转移到毛细血管,二氧化碳通过毛细血管转移到肺泡中。被用来制造能量的氧气通过血管输送到身体的每个细胞。二氧化碳和水,则通过血管运输带回肺泡。呼气时,这些废弃物被送回气管,通过鼻子或嘴巴排出体外。

练习题

阅读下图并回答下列问题。

1. 哪张图描绘了把空气中有刺激性的微小颗粒排出的行为?

2. 哪张图描绘了把有刺激性的微小颗粒带入体内的行为?

3. 哪张图描绘了可能会给他人带来危害的行为?

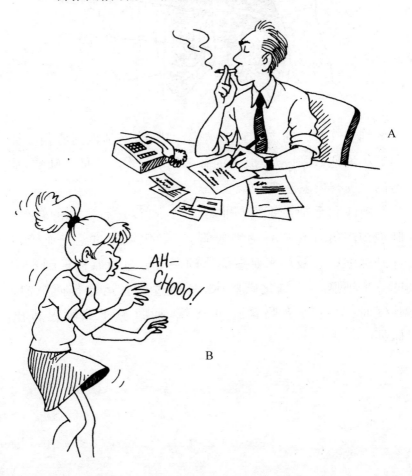

小实验 肺部模型

制作一个肺部模型。

你会用到

一把剪刀,一只 2 升的汽水瓶,一只气球,一只大塑料袋,一卷胶带,一根橡皮筋,一名成年人助手。

实验步骤

❶ 请成年人助手剪掉汽水瓶的底部。

❷ 把气球的口张开套在瓶口上。

❸ 在塑料袋上剪下一块 30×30(厘米)的塑料方块。

❹ 把塑料方块对折两次。

❺ 在塑料方块折角处拧出一个长 2.5 厘米的区域,用胶带固定,这个区域就是把手。

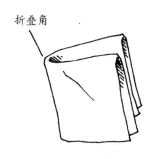

折叠角

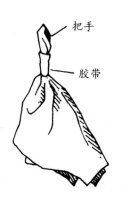

把手

胶带

119

⑥ 把塑料方块放在桌上,打开把手底下的部分。

⑦ 把瓶子打开的底部放在塑料方块上。

⑧ 把塑料方块的边缘翻起贴紧在瓶子的周边,用橡皮筋系紧。

⑨ 一只手拿住瓶子,另一只手不停地拉动下方的塑料把手,使塑料方块的表面起伏变化。注意观察瓶子中发生了什么。

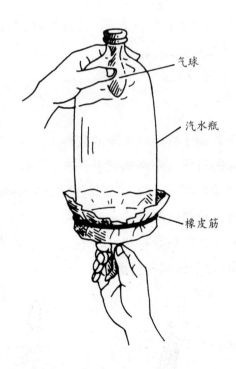

气球

汽水瓶

橡皮筋

实验结果

瓶子中的气球会随着把手的拉下拉上,会相应地膨胀和缩小。

　　人有两片肺叶,被隔的膜状肌肉的横隔膜分开。当横隔膜下移时,会增大胸腔并减小内部的空气压力。当胸部的气压小于外部身体的气压时,空气进入肺部。把空气带入肺部的活动称为**吸气**。肺部模型的现象用了相似的方法。当覆盖在瓶子上的塑料方块往下拉时,气体流进并使气球变鼓。当横隔膜上移时,胸腔的空间变小,内部的空气压力会增大。而此时,胸腔内的气压大于外部身体的气压,所以驱使空气离开肺部。把空气排出肺部的运动称为**呼气**。

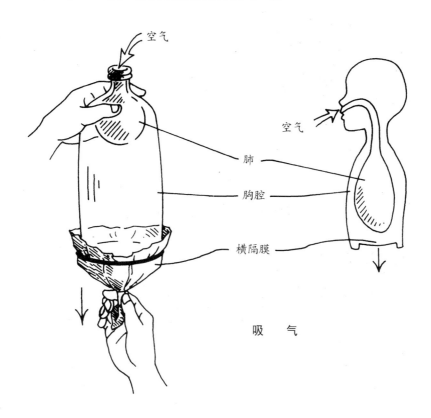

空气

肺

胸腔

横隔膜

空气

吸　气

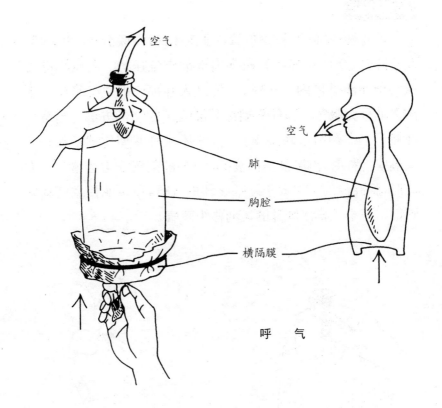

空气

空气

肺

胸腔

横隔膜

呼　气

练习题参考答案

1. 解题思路

(1) 打喷嚏是从肺部经过鼻子急速的排气活动。

(2) 打喷嚏是一种自然反应,把刺激性的微小颗粒从鼻腔中驱除。

答: 图片 B 描绘了把空气中有刺激性的微小颗粒排出的行为。

2. 解题思路

（1）吸烟产生了化学物质，会刺激呼吸管道。

（2）化学物质使纤毛的能力下降，吸烟时产生的有害颗粒会被带入肺部。

答：图片 A 描绘了把有刺激性的微小颗粒带入体内的行为。

3. 解题思路

（1）吸烟燃烧的烟草被吸烟者呼出，所包含的化学物质不仅危害了吸烟者，同时也会危害吸入这些物质的其他人。

（2）感冒打喷嚏时，会将携带数以百万计的细菌的气体排放到空气中，这样很容易把感冒传染给他人。

答：两张图片都可能给他人带去危害。

血液如何在身体里流动

常识须知

血液循环系统包括心脏、血管和血液。这部分组织的主要功能是给细胞运输氧气、营养物质，并且带走废物。血液按一定方向离开心脏流遍全身之后又回到心脏，周而复始。我们安静地坐着时，血液一分钟就可以完成一个完整的血液循环周期。

55%的血液是由一种浅黄色半透明的液体构成的，被称为**血浆**。血浆是水、蛋白质和无机盐的合成物。血浆中含有各种营养物质和代谢产物。剩余的 45% 的血液由血细胞组成。血细胞中的血小板是细小的细胞碎片。血小板中的化学物质产生的线状纤维称为**纤维蛋白**，有凝血、止血修补破损的血管的作用。

每一滴血包含了 650 万个血细胞。血细胞中还包含红细胞和白细胞。红细胞给予血液以颜色。它们的形状像呈双凹圆盘状。红细胞把氧气带入细胞，并把二氧化碳带出。携带氧气的细胞会变得更红。红细胞的数量巨大。大约 1 000 个红细胞配一个白细胞。红细胞的平均寿命约 120 天。身体会

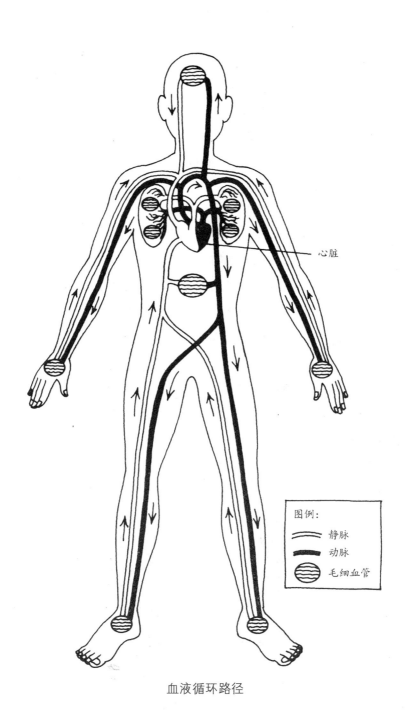

心脏

图例：
静脉
动脉
毛细血管

血液循环路径

125

不断制造更多的红细胞来替代衰老的红细胞。

白细胞事实上是无色而且体积比红细胞大,是身体的守卫者。它们能做变形运动,和侵入身体的细菌或不需要的物质做坚决的斗争。白细胞有着不同的种类。有的可以释放化学物质消灭入侵者,有的可以吞噬入侵者。白细胞死亡后,就化作伤口上的脓。

人体全身的血管大约有 160 000 千米长。一共有 3 种血管。第一种血管称为动脉,带着丰富的氧气的血液从心脏传送至身体组织。动脉壁厚实而且具有肌肉组织,可以独自推动血液的流动。血液在动脉流动时,动脉壁可以伸展扩张。动脉连接心脏的血管很粗壮。在远离心脏的地方,它们像一棵树,不断分支,变得越来越细。

血液从动脉流入了第二种血管——毛细血管,也是人体最细小的血管。毛细血管非常的细小,以至于红细胞要排队才能通过。在毛细血管中,氧气被传送到身体组织,同时二氧化碳被收集到血液中。

血液离开毛细血管进入了第三种血管——静脉,用来运输缺少氧气的血液返回心脏。小静脉逐渐汇成中静脉、大静

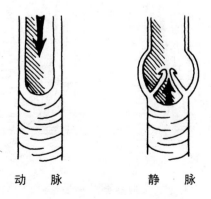

动　脉　　　　静　脉

脉,最大的静脉连接着心脏。静脉和动脉不同,它的弹性和收缩性均较弱。

由于重力把血液往地面的方向拉,血液流回心脏是非常艰难的。静脉有很多**静脉瓣**,扮演着"门"的角色,只能让血液向心回流。

练习题

1. 阅读图中展示的血液进出心脏的循环图,写出每个字母代表的血管名称。

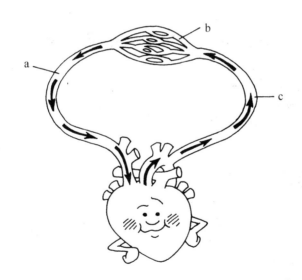

2. 图中的血管有红细胞经过,请写出血管的名称。

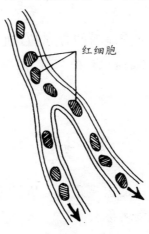

红细胞

小实验　血液为何会凝结

实验目的

了解血液凝结的原理。

你会用到

一把剪刀,一张硬卡片(一个文件夹会更好),一只干净的玻璃杯,一只打孔器,一叠手工纸(包括红色、白色、黄色),一些棉球。

实验步骤

❶ 剪一张能够覆盖在玻璃杯口的方形硬卡片。

❷ 把硬卡片对折,在折痕中央剪一个凹洞,这个洞的直径大约1.2厘米。

❸ 把对折面朝下,放在玻璃杯杯口。

❹ 用打孔器打出 10 个红色和白色的圆纸片,另外 10 个黄色的半圆纸片。

❺ 把每个颜色一半的纸片举在硬卡片洞口大约 5 厘米处,然后松手。

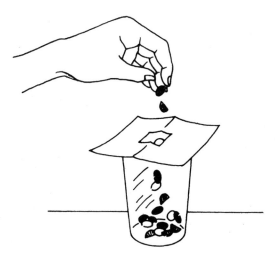

❻ 从棉花球上撕下一块,拉伸棉花覆盖在硬纸片的洞口,使一层纤薄的棉絮纤维覆盖在洞口。

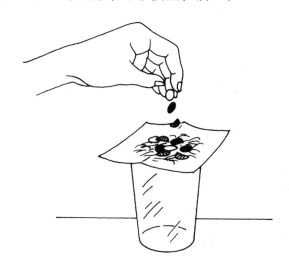

❼ 把剩余的小纸片举在硬卡片洞口大约 5 厘米处,然后松手。

实验结果

没有棉絮纤维覆盖的洞口,纸片全部从洞口落入杯子。有了棉絮纤维的覆盖,纸片会堆积在纤维上,无法掉进杯子。

实验揭秘

硬卡片上的洞,形象地代表了皮肤上的伤口。皮肤出血时,身体便开始进行紧急营救以便堵住伤口。像棉花球上的纤维,随后连在伤口处支撑起了一个网,像彩色圆纸片一样使血液在此聚集,起到了凝血、止血的作用,最后结痂愈合。

练习题参考答案

1a. 解题思路

血管 A 带着血液返回到心脏。

答:血管 A 是静脉。

1b. 解题思路

血管 B 非常细并且连接其他的两根血管。

答:血管 B 是毛细血管。

血管 C 将血液从心脏运送至身体组织。

答：血管 C 是动脉。

哪根血管最细，以至于红细胞要排成一列纵队才能通过？

答：毛细血管。

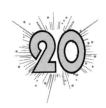# 心脏的功能

常识须知

　　人的心脏是一个中空的肌性器官,它把血液持续不断地向全身各处运送。心脏的大小根据人体的高矮和重量的不同而有差异,人的心脏大约相当于一个拳头大小。成年人的心脏重约300克。心脏位于胸腔中部偏左。

　　心脏由特殊的肌肉——**心肌**构成。心肌大约每分钟收缩70下左右,使心室中的血液射出经动脉传遍全身。当心脏舒张时,血液通过血管流进心室。随着每一次心跳,接近70毫升(1/3杯)的血液会被挤压出心脏。在一天之内,大约有7 200升的血液从心脏流进或流出。

　　心脏的这种生命跳动在人的一生中从不间断。心脏的肌肉是人体肌肉中最坚韧的一块。心脏从不休息,但它会根据身体的需要,跳动得快些或慢些来改变每次跳动时挤压出的血液量。心跳速率的改变由大脑来控制。

　　事实上,心脏的左右两边是隔开的,互不相通。右边部分接受来自身体带有废弃二氧化碳的血液,并将这些血液输送至肺部;左边部分从肺部收集富含氧气的血液,并将它们输送

至身体各部。心脏的血液并不会从心脏的细胞中带走或带来氧气。管状静脉和冠状动脉分工明确,带走废弃物并为心脏细胞带来氧气。当冠状动脉被堵时,心脏的肌肉会得不到氧气而衰亡,即心力衰竭。细胞死亡得越多,心力衰竭就会越严重。

　　心脏上面的部分称为**心房**,下面的部分称为**心室**。下图显示了心脏内部的结构。这些瓣膜可以让血液按固定的方向流动。心脏肌肉处于舒张状态时,血液通过打开的瓣膜从心房流进心室。心脏收缩时,瓣膜关闭,阻止血液倒流回心房并指引血液从另一个开口通道离开心脏。瓣膜的打开和关

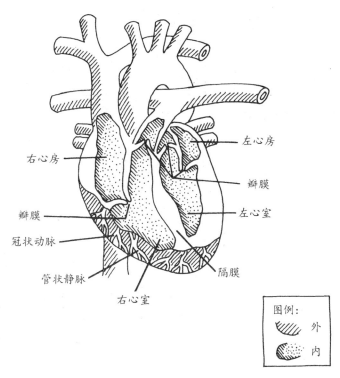

心脏内部的结构

闭造成了"扑通,扑通"的声音,我们的身体可以感受到心跳的声音与节奏。

练习题

观察下图,并回答下列问题:

1. 写出含有氧气血液的房室名称。

2. 写出可以从心脏挤压血液的房室名称。

3. 写出将血液输送回肺部的房室名称。

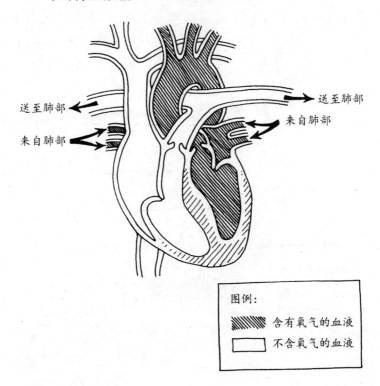

送至肺部 ←

来自肺部 →

送至肺部 →

来自肺部 →

图例:

含有氧气的血液

不含氧气的血液

小实验　测心率

实验目的

测量心率。

你会用到

一只带秒针的手表，一张纸，一支铅笔。

实验步骤

❶ 将掌心向上，手臂平放在桌子上。

❷ 将指尖放在手腕处，大拇指朝下。

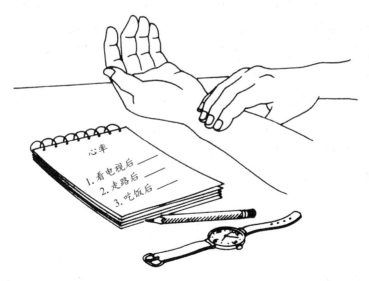

心率
1. 看电视后 ＿＿＿
2. 走路后 ＿＿＿
3. 吃饭后 ＿＿＿

❸ 轻轻按压指尖直到可以感觉到脉搏跳动。

　　注意：可以小范围地移动指尖，直至摸到自己的脉搏。

❹ 默数一分钟之内心跳的次数。

❺ 不同活动时，比如看电视、散步或吃饭后，重复上述步骤记录结果并比较。

实验结果

指尖可以感受稳定的脉搏。在休闲活动，比如看电视或吃东西等活动后，每分钟脉搏的次数会减小。一些激烈活动，比如走路后，每分钟脉搏次数会增大。

实验揭秘

一分钟之内的心跳次数叫做**心率**。静坐时，成年人的平均心率大约是每分钟 70 次，小孩的心率会比较高。活动之后，成年人和小孩的心率都会增大，因为参与活动之后，体内细胞需要更多的氧气和食物。心脏为了向细胞提供需求物，就会加快跳动，从而提供更多带有这些需求物的血液。像跑步这样的剧烈运动，可以使心率达到每分钟 150 次。

心脏每次收缩，血液就会从心房中被挤压出来。血液以稳定的节奏流动，引起心房怦动或搏动。指尖可以感受到的心跳叫做**脉搏**。所有的血管都有这种脉动，但是手腕处的血管更靠近皮肤表层，更容易被感知到。

练习题参考答案

1. 解题思路

（1）图例阴影处显示的是含氧血液。

（2）哪个房室应该打上阴影？

答：左心房和左心室有含氧血液。

2. 解题思路

（1）当心房收缩时，引导血液流向的瓣膜就会张开。

（2）找到张开的瓣膜。瓣膜下方的房室叫什么名字？

答：左心室和右心室会收缩并将血液从心脏射出再流向全身。

3. 解题思路

（1）心脏中的血液流向肺部。

（2）这些血液是从哪里流出的？

答：右心室将血液输向肺部。

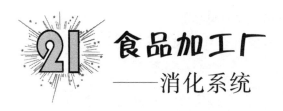

21 食品加工厂
——消化系统

常识须知

我们吃的食物不论液体还是固体,都会经过一个巨大的食品加工厂,即**消化系统**。这个系统包含了可以将食物进行化学分解的身体组织,食物分解被称为**消化**,把食物变成营养物用于细胞生长、修复或提供能量。身体在消化碳水化合物的过程中,会分解一种很重要的营养元素叫**葡萄糖**。葡萄糖内的能量会转化成身体所需的形式。

消化系统持续地消化食物、吸收营养、排泄废物。衰老的细胞会不断地被新细胞代替。这种循环每时每刻都会发生,因此人体必须通过进食恰当种类与分量的食物来提供维持人体所需的营养物质。

食物经过消化系统时,被分解成结构简单的小分子物质后才能通过血流传送至体内的每个细胞。对于一个成年人而言,食物通过食管会在体内穿行大约 9 米的距离,也就是两辆小轿车的长度。食物从口腔中的门牙开始,通过两边的臼齿,咀嚼咬碎食物,在吞咽咀嚼物时,舌头会把它卷成一个类似于药丸一样的食团。然后舌头会把食团推进咽喉。为了防止吞咽时进入错误通道,小片肌肉(会厌)会自动关闭,以防止食物经气管进入肺部,口腔顶的后部分(软腭)也会升高以防止食物进入鼻腔。

在吞咽时,除了食管,其余的开口都会关闭。**食管**是一条强劲的肌肉管道。成年人的食管从咽喉一直到胃部大约有 25 厘米长。吞咽物不是直接从食管中落下,而是食管通过体内肌肉收缩的**蠕动**,将食物向下推。这种无意识的移动大约需要 5—10 秒。重力会使物体向下,但是即使在没有重力的宇宙空间,由于食管的蠕动功能,宇航员还是能够将食物吞咽下去的。

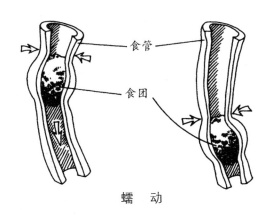

食管

食团

蠕 动

食物进入胃后,会在胃里停留 2—6 小时。这段时间,食物会被磨成小碎块并和胃液混合。这种液体混合物就是**食糜**,离开胃后,食糜进入小肠,并会混合进更多的**肠液**。溶解食物的营养物经过 4—6 米长的**小肠**。小肠卷曲盘旋在腹部。

液体没有被小肠吸收分解的食物会进入一个更大、更宽的管道,叫做**大肠**。大肠的主要功能是进一步吸收水分和电解质,形成、贮存和排泄粪便,吸收少量的水、无机盐和部分维生素。大肠 1.5—2 米长,宽度各不相等,大约是小肠的 2 倍宽。

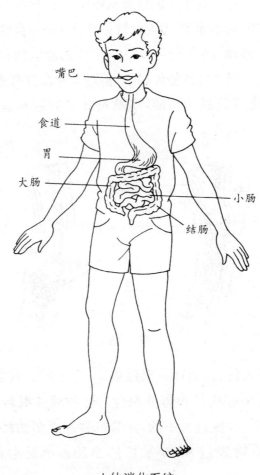

嘴巴

食道

胃

大肠

小肠

结肠

人体消化系统

练习题

对照并连接下图中最能形象表示消化的活动。

1. 蠕动

2. 用唾液混合食物

3. 咬一片奶酪

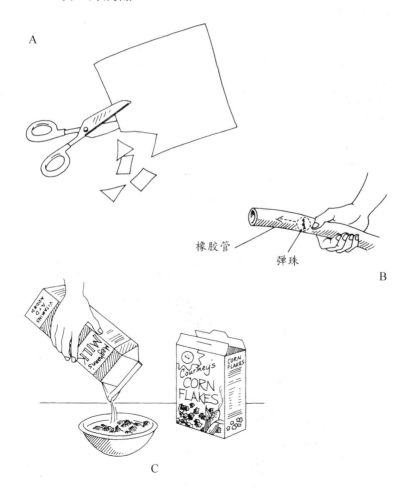

A

橡胶管

弹珠

B

C

小实验 胃肠活动

实验目的

演示食物如何从胃里被挤压进小肠。

你会用到

一管牙膏,一只水杯。

实验步骤

❶ 拿住牙膏管

❷ 将拧紧的牙膏管放在杯子上端。

❸ 不断地移动手指从不同位置挤压牙膏。

❹ 把牙膏盖子打开,并用手指挤压牙膏管。

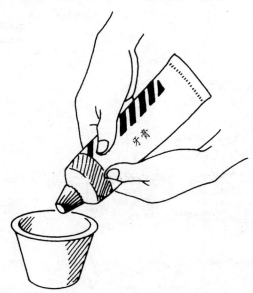

盖子拧紧时,牙膏管里的牙膏在管内移动。打开盖子时,牙膏从开口处被挤压出来。

实验揭秘

胃里有三层肌肉,它们向不同的方向收缩。这些挤压活动就像手指一样,将胃里的食物弄碎并使其和胃液混合,并发

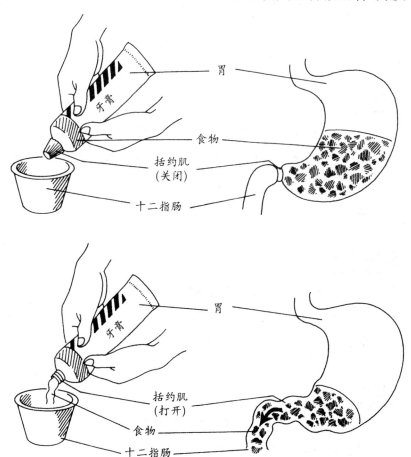

143

出一种酸味。小肠上部靠近胃的地方是十二指肠,胃和十二指肠之间有一块叫做**括约肌**的肌肉。当括约肌舒张时,能使管腔开放,有一小部分食物会进入十二指肠,就像当盖子打开时牙膏会被挤压出来一样。

当小部分食物从胃中离开时,括约肌会迅速收缩,关闭管腔。剩下的食物会一直待在胃中,一直到括约肌准备好接受它们。在胃出口处的括约肌,能限制每次胃蠕动排出的食物量,并防止十二指肠内容物逆流入胃内。

练习题参考答案

1. 解题思路

(1) 蠕动就是吞咽物通过食管的运动。

(2) 为了将食物推至向前,食管会在食物后部收缩性地挤压。

答:图 B 模拟了蠕动。

2. 解题思路

(1) 唾液是嘴里的一种液体。

(2) 牙齿嚼碎的食物可以用唾液软化。

答:图 C 模拟了用唾液混合食物。

3. 解题思路

切碎或咬碎食物的牙齿叫做切牙或门牙。

答:图 A 模拟了咬碎一片奶酪。

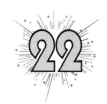# 骨骼如何支撑身体

常 识 须 知

体内所有的骨头构成了**骨骼系统**。这个系统使我们能垂直站立,同时骨骼结构保护了纤弱的体内组织。一个成年人大约有 206 块骨头。但是每个人的骨头数量各不相同,因为每个人在手足部分拥有的小骨头数量不同。骨骼的分布为:颅骨 29 块,脊椎骨 29 块,肋骨和胸骨共 25 块,肩膀手臂和手部共 64 块骨头,骨盆、腿部和脚部共 62 块骨头。整个身体的中轴是脊椎,它由 26 块被称为**脊椎骨**的相互连接的骨头构成,并逐渐扩大到整个背部。

骨骼会逐渐变得硬而轻。骨骼的拉伸强度几乎和生铁一样,硬度比同等重量的钢材或钢筋混凝土更硬。根据作用的不同,骨骼有着不同的形状,但它们的构成物质都相同。骨骼有一层很薄却很坚硬的外层叫做**骨膜**。骨折后愈合就是这层膜增生长到了断口外部,并再次使断开的部分合长到一块儿。

骨膜下面是一层坚硬的密质骨,由骨细胞组成,包围着叫做**哈氏管**的微小管道。血管通过哈氏管为骨细胞提供营养和

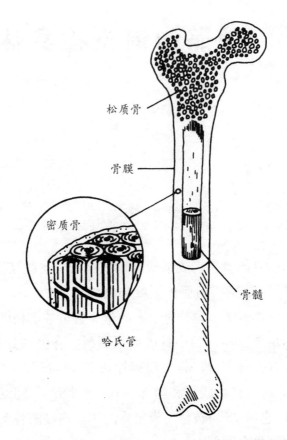

松质骨

骨膜

密质骨

骨髓

哈氏管

氧气。骨骼的内部看起来像是一个个蜂窝，叫做**松质骨**。有的骨骼里包含着会制造红细胞的软组织，叫做**骨髓**。

两块骨头的交界处叫做**关节**。骨骼中像绳子一样的坚韧的**韧带**与肌肉相互连接在一起。骨骼末端覆盖着软骨。关节处有关节囊分泌的稀薄润滑的关节液。软骨和关节液使得骨骼不会相互磨损。有的人有"双关节"，没有人有多重关节，只是他们关节处的韧带较长，使得他们可能比普通人更容易弯曲。

练习题

1. 球窝关节：关节头为球体的一部分，关节窝较浅，头与窝松弛相接，可做屈伸、收展、回旋和环转运动，是最灵活的一种关节。

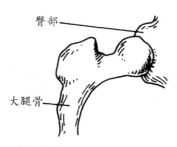

臀部

大腿骨

2. 铰链关节：它是只能朝一个方向运动的关节，例如身体中的膝关节、指关节、肘关节。

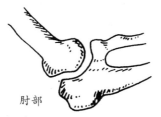

肘部

3. 寰枢关节：在脖子处，椎骨下侧脊椎顶部在上面有一个环状，使得头部可以作俯仰、侧屈和旋转运动。

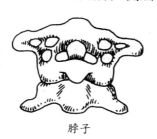

脖子

4. 滑动关节：是使骨块滑动的关节，两骨块间彼此滑过
   而产生动作，比如手的腕骨。

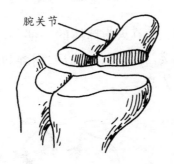

腕关节

观察图中各种关节，哪种活动最能代表上述关节。

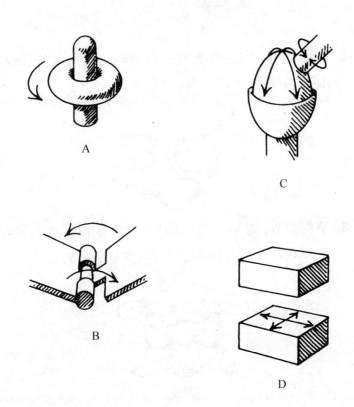

A

C

B

D

小实验 脊梁骨

制作一个脊椎的模型。

你会用到

螺纹型线轴卡板(大中小各两个),一支铅笔,一把剪刀,一只打孔器,一把格尺,一根绳子,一卷胶带。

实验步骤

❶ 除了一只小的螺纹线轴之外,将其余线轴平滑的那段放在纸板上。

❷ 根据线轴在纸板上画圆。

❸ 将纸板上的 5 个圆剪下,根据剪下的孔在纸板中间做一个洞孔。

❹ 剪下一段 45 厘米长的绳子。

❺ 将绳子的一端穿过一个大线轴中间的那个洞,然后在线轴底部将绳子打结。

❻ 将绳子的另一端旋转穿过另一个大线轴中间的那个孔。

❼ 将第二个线轴也穿过绳子,顺着第二个大的纸板圆圈。

❽ 用绳子轮流穿过中间的线轴和纸板。

❾ 用绳子穿过小的纸板圈和线轴,纸板夹在两个线轴中间。

⑩ 在小线轴的顶端将绳子的另一端打结。

⑪ 将线轴竖着放在桌子上，大的线轴朝下。

⑫ 用手将底部的线轴固定，将顶部小线轴向一边推 5 厘米左右。

⑬ 朝不同方向推顶部小线轴，重复上述步骤几次。

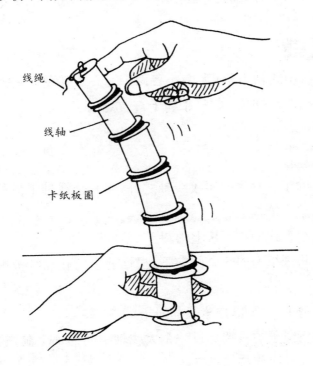

线绳

线轴

卡纸板圈

实验结果

完成了脊椎模型。绳子固定的线轴可以朝任意方向倾斜。

实验揭秘

脊椎就像螺纹线轴一样，并非永久固定连接在一起，它可以向任意方向倾斜弯曲。两节脊椎骨的中间是一块圆形的软骨，就像是两个线轴中间的那块纸板，起着缓冲作用，用于避免两个线轴相互磨损。如果没有这块软骨的话，脊椎骨之间就会相互磨损，就会在转弯、扭腰或弯腰的情况下给脊椎造成疼痛和损伤。

像螺纹线轴上的洞孔一样，背部每块脊椎中间也有一个洞孔。这些洞孔连接成了一个通道，叫做**脊椎管**。脊椎管中的脊髓神经被串联起来。下图显示了部分脊椎的模型。

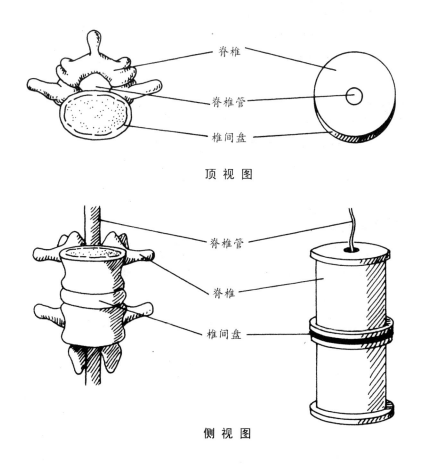

顶 视 图

侧 视 图

练习题参考答案

1. 解题思路

哪个例子最像用手柄稳住杯状的球。

答：图 C 形象地模拟了球窝关节的活动。

2. 解题思路

哪个例子最像铰链？

答：图 B 形象地模拟了铰链关节的活动情况。

3. 解题思路

哪个例子表明了环随着钉状物转动。

答：图 A 形象地模拟了寰枢关节的活动。

4. 解题思路

哪个例子表明了两个表面之间的光滑运动。

答：图 D 形象地模拟了滑动关节的活动。

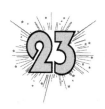 # 肌肉如何使身体动起来

常识须知

身体就像一台神奇的机器，胜过人类设计出的任何一台机器。人能跑、跳、扔球或者做精细的动作，例如穿针引线或翻页阅读。身体里有许多不同的肌肉，所以人能做各动运动。

肌肉的形状和大小取决于它们的位置和功能。人有 600 多块肌肉，大约占体重的 40%。人的骨头大约占体重的 18%。骨头为肌肉提供了附着的骨骼构架，肌肉使骨头运动，形成了动作。

在一分钟内，舒适地坐着，而体内没有一块肌肉在运动。你能做到吗？不可能！因为有一块大肌肉——心脏正在输送血液，呼吸的时候你的胸部正随之起伏，在过去的一分钟里你的眼睛眨了大约 15 次，许多其他的肌肉也都在运动。实际上，身体从未停止运动，甚至是你想要停止也不可能停止。

一些支持身体运行的肌肉，从未完全放松。如果它们完全放松，身体就将垮掉。所有这些支持性的肌肉是不是每分每秒都在工作呢？当然不是，一些肌肉在集体工作时，另一些肌肉就在休息。这就防止了整个肌肉组织过度疲劳工作。

肌肉分为 2 种。**随意肌**是那些有意识控制的肌肉,比如在手臂和腿里的肌肉。**不随意肌**,比如那些在消化系统中的肌肉,不能有意识地去控制。一些肌肉既是可以是随意肌,也可以是不随意肌,例如,眼皮会不由自主地眨,但也可以主动地让它们眨。

肌肉组织分为 3 种类型:平滑肌、骨骼肌、心肌。**平滑肌**纤维呈长棱形,无横纹,有一个细胞核。这些细胞分布在长棱形的末端。平滑肌纤维绝大部分是成束或成层分布的。平滑肌是不随意肌,它们通常分布于身体内脏器官的内壁上,比如血管。

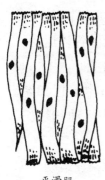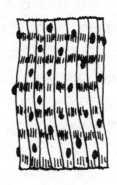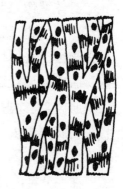

平滑肌　　　　　　　骨骼肌　　　　　　　心肌

骨骼肌呈纤维状,不分支,有明显横纹;细胞核很多。肌细胞内有许多平行排列的细丝状肌原纤维。每一肌原纤维都有相间排列的明带及暗带。手臂和腿上的肌肉就是骨骼肌。骨骼肌组织是体内最丰富的组织之一。上臂的骨骼肌通过肌腱与骨骼相连。另一些骨骼肌直接与骨骼相连,同时还有一些骨骼肌例如舌头,是与其他肌肉相连的。

心肌组织是由心肌细胞组成的,与骨骼肌的结构基本相

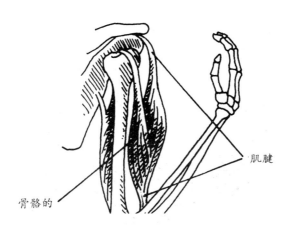

肌腱

骨骼的

似，也有横纹。然而，与骨骼肌不同的是，心肌组织有分支纤维，且经历着有节奏的不随意收缩。心肌组织细胞连接十分紧密，以至于很难将细胞一一分离。这一特殊的组织只在心脏的肌肉中存在。和平滑肌一样，心肌是不随意运动。人的心脏一刻不停地输送血液。心肌组织具有心脏需要的力量和持久力。

当肌肉工作时，它们会收缩，也就是说，它们会变短变厚。肌肉只能拉，不能推。这就是为什么许多骨骼肌比如在上臂的肌肉会成对地工作。一种叫**屈肌**的肌肉，通过拉动一条肌腱来弯曲关节，此时别的肌肉处于放松状态。当屈肌放松时，另一种叫**伸肌**的肌肉，拉动另一条不同的肌腱来使同一个关节变直。几乎每一个身体动作都会用到屈肌和伸肌。

锻炼不能增加体内肌肉的数量，却能把我们拥有的肌肉变得更强壮、更结实、更有力。不经常使用肌肉则会使它们变得无力、松弛、变小。然而，肌肉的大小并不能表明它们力量的大小。

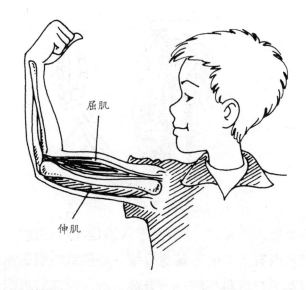

屈肌

伸肌

　　过度锻炼会引起肌肉疼痛,这是由于肌肉组织中废弃的化学物质累积而产生的。充分地休息和热敷疼痛处,通常可以减轻疼痛。肌肉细胞暂时缺少养分和氧气所引起的肌肉抽筋也会引起疼痛。放松和按摩肌肉可以帮助缓解疼痛。

练习题

1. 观察下面的细胞示意图,并找出能存在于动脉壁上的肌肉细胞。

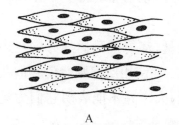

A

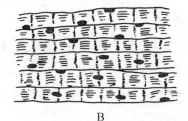

B

2. 当腿肚子抽筋时,按摩脚的哪个部位能减轻腿肚子的抽筋疼痛。

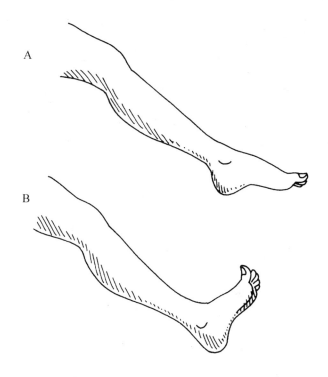

A

B

小实验 肌肉的力量

找出上臂成对的肌肉。

你会用到

一把椅子,一张重的桌子,一名助手。

❶ 让助手坐在桌边的椅子上。

❷ 让助手把他的一只手放在桌面下，手掌向上托，并且试着用中等的力量托起桌子。

　　注意：*提醒助手不要用力过度而拉伤肌肉。*

❸ 此时，用手触摸一下你助手上臂的正面和背面。

❹ 接着，让助手把他的一只手放在桌子上面，手掌向下压。

❺ 再一次，用手触摸助手上臂的相同部位。

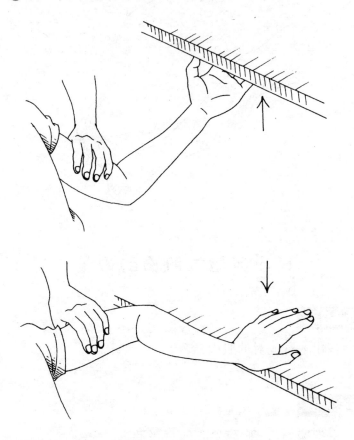

你会感觉到当助手用手托起桌子时,其手臂正面的肌肉比背面的肌肉硬。当助手用手压桌子时,其手臂背面的肌肉比较硬。

实验揭秘

托起桌子的时候,会引起手臂正面屈肌的收缩和变硬。向下压桌子的时候,会引起手臂背面伸肌的收缩和变硬。手臂的肘关节并没有弯曲和伸直,是上臂的成对肌肉做出了此类动作。

练习题参考答案

1. 解题思路

(1) 动脉壁上有平滑肌细胞。

(2) 平滑肌细胞是长的、无横纹的,并且肌纤维末端只有一个细胞核。

答: 图 A 代表在动脉壁上的肌肉细胞。

2. 解题思路

(1) 腿肚子的肌肉一定要放松,紧缩腿肚子肌肉来弯曲踝关节和伸展脚趾。

(2) 腿肚子的肌肉一定要收紧,放松腿肚子肌肉来伸直踝关节和抬起脚趾。

(3) 抽筋的肌肉一定要放松从而缓解痉挛。

答: 图 B 表明所需要按摩的脚的部位,这样按摩就能缓解腿肚子肌肉的抽筋疼痛。

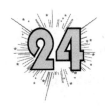

出生的秘密

常识须知

人类的出生是**性生殖**,即通过父母产生一个新生命体的过程。为了让一个新宝宝形成,男性的精子一定要和女性的卵子相结合。卵子和精子的结合叫做**受精**,受精发生在女性也就是妈妈的体内。

鸡蛋和其他禽类的蛋比较大的原因是蛋中包含着储藏的食物。人类的卵细胞很小,因为其中不包含储藏的食物。人类的一个卵细胞直径约 0.13 毫米。通常,每个月只有一个卵子能从女性产生卵细胞的两个卵巢中的一个排出来。然后卵子通过输卵管游向**子宫**,那是胎儿形成和发育的地方。

一个男性每天能产生成千上万的精子。精子的大小比卵细胞更小。一个精子长约 0.05 毫米。精子的头部是最大的部分,包括了细胞核。精子有一条左右摆动的尾巴,帮助精子移动和接触卵子。

一个卵子和一个精子结合形成一个新的细胞——**受精卵**,这时胎儿就开始发育了。这个结合通常发生在输卵管上部。新形成的受精卵通过管中排成一排的细小毛发游过输卵

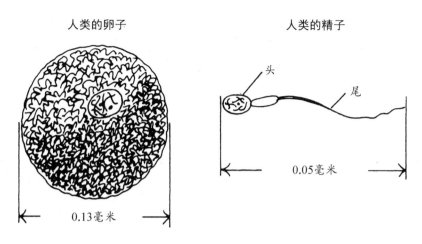

人类的卵子

人类的精子

头

尾

0.05毫米

0.13毫米

管。受精卵游过输卵管游向子宫的过程中，它开始分裂。首先，它形成 2 个完全相同的相连的细胞。这 2 个细胞接着分裂，形成 4 个相连的细胞；接着 4 个分裂成 8 个；这样一直持续下去，直到受精卵转换成一个球形细胞的过程叫**细胞分裂**。在受精卵到达子宫的时候，它已经经过 5—6 次的分裂，形成了中空的充满液体的圆形细胞。未出生的宝宝在发育的最初 2 个月叫**胚胎**，而 2 个月后到出生前都叫**胎儿**。

胚胎从一个特殊的叫做**胎盘**的器官里获得食物和氧气。胎盘就像一个隔离物，将胎儿的血液和妈妈的血液分开。这个器官，由一部分妈妈的组织和一部分胎儿的组织构成，同时包括两者的血管。胎儿通过一条容易弯曲的**脐带**来连接胎盘。

来自妈妈血液里的营养和氧气通过脐带从胎盘输送给胎儿。胎儿体内的废物通过脐带和胎盘运送回母亲体内，由她排放。你可以看一下肚脐，从而了解脐带连接的地方。在怀孕阶段，妈妈体内的血液量可能会增加 3 500—5 000 毫升来为胎儿提供营养。

在孕育胎儿9个月的成长期间,子宫从正常的梨形大小变得比篮球还大。在大约4周大时,胚胎开始有了心跳,并且眼睛、手臂和腿开始了明显的发育。5周时,手指也慢慢长出。3个月时,胎儿生活在一个充满羊水的囊内,有了主要的器官系统。在5个月的时候,胎儿已基本成型。他会踢腿,会在妈妈的羊水里游泳甚至会打嗝。他会睡觉、会听声音、会用手去探索周围环境,甚至吮吸自己的拇指。妈妈生了宝宝6周后,子宫才慢慢恢复到正常的大小。

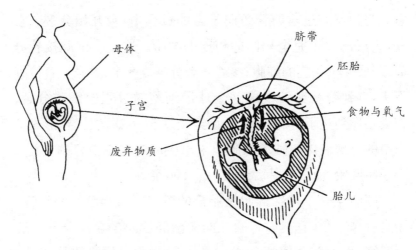

9个月发育的末期,小宝宝要出生了。分娩的过程中,子宫肌肉会收缩,从而将胎儿从子宫口处推出。胎儿通过妈妈的阴道离开子宫。婴儿通常是头部先出生。伴随着啼哭声,婴儿呼吸了第一口空气。医生将脐带打结并剪掉,小宝宝就出生了!

婴儿出生时通常大约50.8厘米高,1岁时大约76.2厘米高。出生时,婴儿的头部占整个身体长度的1/4,并且和身体其余部分相比看上去很大。这是因为在出生时,婴儿大脑发育得最好。2 岁的时候,小宝宝的大脑已经接近成人的大小了。在人达到成年的时候,头部占整个身体长度的 1/8。

练习题

1. 如果一个妈妈排出了 2 个卵子,每个卵子被不同的精子受精,并且每个受精卵会发育成胎儿,这 2 个宝宝就是**异卵双胞胎**。当一个卵细胞受精,受精卵分裂成 2 个,每半个受精卵会发育成胎儿,**同卵双胞胎**就出生了。观察下图并写出哪幅图表明同卵双胞胎的发育过程。

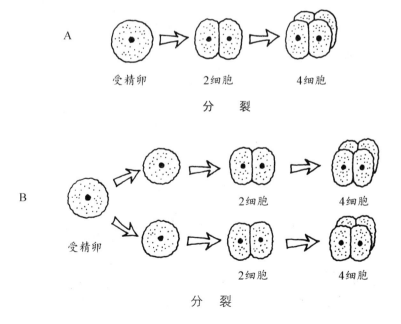

2. 在下图中，未出生的宝宝分别叫什么？

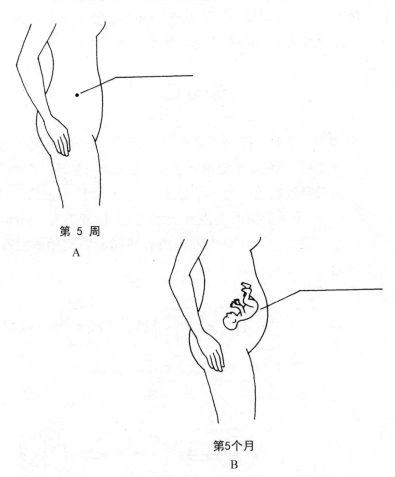

第 5 周
A

第5个月
B

小实验 生男孩还是生女孩

了解生男孩或女孩的概率。

一卷遮蔽胶带，一支记号笔，2 只咖啡杯，15 颗赤豆，5 颗黄豆，一把圆规，一张打印纸。

实验步骤

❶ 用胶带和记号笔在一只杯子上标明"卵子"，另一只杯子上标明"精子"。

❷ 把 10 颗赤豆放在标着"卵子"的杯子里，把剩下的 5 颗赤豆放在标着"精子"的杯子里。

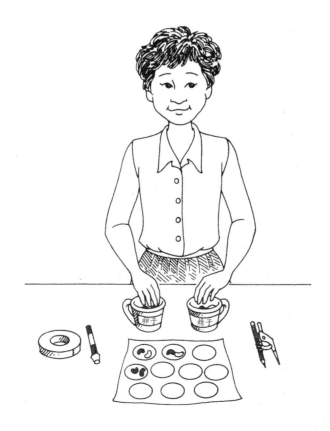

❸ 在标着"精子"的杯子里加 5 颗黄豆并将豆子彻底混合。

❹ 把这 2 只杯子放在桌上。

❺ 用圆规在纸上画 10 个相互分开的直径为 5 厘米的圆。

❻ 把纸放在桌上,杯子的旁边。

❼ 不看杯子,随机从 2 只杯子里各拿出一颗豆子,把这 2 颗豆子放在纸上画好的圆圈内。

❽ 继续从 2 只杯子里各拿一颗豆子并成对放在圆圈内,直至 2 只杯子都被拿空了为止。

实验结果

每个圆圈内有 2 颗豆子。一半的圆内有 2 颗赤豆,另一半里有一颗赤豆和一颗黄豆。

实验揭秘

宝宝的性别取决于 2 套指令。这些指令就在性染色体中,被称为 X 和 Y。女性有 2 条 X 染色体,男性有一条 X 染色体和一条 Y 染色体。卵子和精子各有一条染色体。卵子只有 X 染色体,然而一半的精子有 X 染色体,一半的精子有 Y 染色体。如果一个卵细胞被一个带有 Y 染色体的精子受精,X 染色体和 Y 染色体结合就会诞生一个男宝宝。如果一个卵细胞被一个带有 X 染色体的精子受精,2 个 X 染色体结合就会诞生一个女宝宝。

在这个实验里,赤豆代表 X 染色体,黄豆代表 Y 染色体。2 颗赤豆的结合象征一个女宝宝,一颗赤豆和一颗黄豆的结合象征着一个男宝宝。来自精子的性染色体决定了宝宝的性别。豆子随机结合时,拥有一个男宝宝和一个女宝宝的概率都是50%。

练习题参考答案

1. 解题思路

受精卵分裂成 2 个独立的部分,同卵双胞胎开始发育。

答:图示 B 表明同卵双胞胎的发育过程。

2a. 解题思路

(1) 这个未出生的宝宝有 5 周大。

(2) 一个未出生的宝宝在最初 2 个月内叫什么?

答:图示 A 叫胚胎。

2b. 解题思路

(1) 这个未出生的宝宝是 5 个月大。

(2) 一个未出生的宝宝在 2 个月后直至出生叫什么?

答:图示 B 叫胎儿。

25 遗传基因

常识须知

你长得是高还是矮？你的头发是黑色还是金色？你的眼睛是棕色还是蓝色？你的身高、头发和眼睛的颜色等等，这些关于人体外貌的特征，可帮助区分辨别生命体的特点。

孩子通常会在某些方面看上去像他们的父母或祖父母。这是因为父母给后代遗传了他们的基因。来自父母的特点传递叫做**遗传**，被传递的特点叫做**遗传特性**。研究遗传的学科叫**遗传学**。奥地利的科学家、植物学家孟德尔（1822—1884）是第一位研究遗传特性的科学家，被称为遗传学之父。

孟德尔研究了豌豆的遗传特性。他将了解到的关于植物的遗传特性的信息与人类遗传特性进行对比。和豌豆一样，胎儿在母亲受孕期间，接受了来自父母的特点。母体的受孕是一个精子进入一个卵细胞而形成一个受精卵的过程。受精卵有来自父亲和母亲的染色体。每一条染色体决定所有的遗传特性的基因组成。每一个后代由 2 个基因提供特性，一个来自父亲，另一个来自母亲。

孟德尔的研究帮助科学家回答了一些问题，比如：为什么微凹下巴的父母有一个没有微凹下巴的孩子。他发现当2个来自父母的基因结合时,一个基因决定后代的特性。当一个基因呈现出来时,决定一个后代的特性叫做**显性基因**。当一个显性基因呈现时,不能决定特性的基因叫做**隐形基因**。

　　研究下图,看看有没有微凹的下巴是如何被遗传的。大写字母用于表示显性基因,小写字母用于表示隐性基因。微凹下巴的基因是显性的,由 D 表示。不凹下巴的基因是隐性的,由 d 表示。3 个可能的基因组合是 DD,Dd 和 dd。DD 和 dd 的组合被称为是**纯特性**,因为 2 个基因是完全相同的。Dd 有 2 个不一样的基因,被称为**杂交**。纯微凹下巴(DD)和杂交微凹下巴(Dd)产生的后代有微凹的下巴。在杂交微凹下巴(Dd)中,显性基因 D 抵消了隐性基因 d。当后代同时接受父母双方的不微凹下巴的基因,那他就获得了纯特性且不会有微凹的下巴。

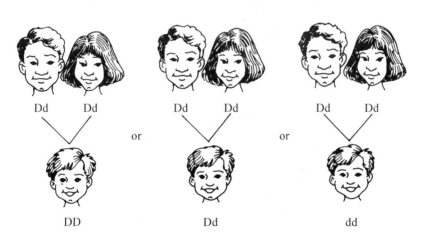

人的高矮不同。一些人很高,一些人很矮,一些人中等个头。这说明基因有显性和隐性。一些基因既不显性也不隐

性。当这些基因结合时,它们的特征混合在一起。皮肤和眼睛颜色以及许多其他特征的基因都会混合在一起。人的大多数特征不是来自一个基因,而是来自不同基因的特殊组合。这就是为什么相同父母的人有不同的长相。

旁氏表是一种表示所有可能的父母传给后代基因结合的方法。例如,假设纯棕色眼睛基因(BB)来自父母的一方和杂交棕色眼睛基因(Bb)来自父母的另一方相结合。B是棕色眼睛的显性基因,b是蓝色眼镜的隐性基因。

因为父母双方有2个基因,这样就有4个可能的组合。方块内每一个框包含的字母组合与框上方的字母和左侧的字母一致。有相同基因结合的框的个数表明后代将最可能有的眼睛颜色的百分比。一个框是25%;2个框是50%;3个框是75%;4个框是100%。

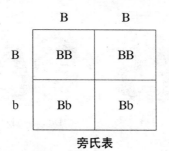

旁氏表

图例：
BB　纯棕色
Bb　混血儿
bb　纯蓝色

后代：
50% 纯棕色；
25% 混血儿；
25% 纯蓝色。

练习题

1. 下图中的孩子是兄妹。研究这些孩子和成人的特征，
   决定哪对成年人是这 2 个孩子的父母。

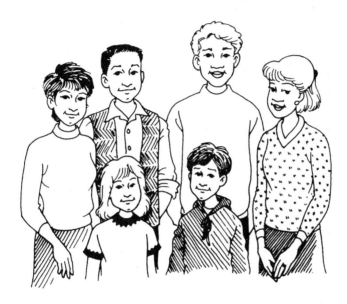

2. 在受孕的那一刻起，人体细胞中的染色体数目是 46。
   精子细胞和卵细胞是生殖细胞，每个细胞有人体细胞
   中一半的染色体数。下图中每个细胞的染色体数目是
   多少？

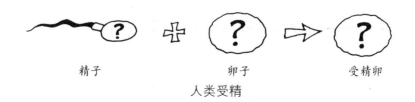

精子   卵子   受精卵
   人类受精

3. 将舌头的边缘卷起成一个 U 字形是显性人体特征。如果双方父母有卷舌的杂交基因（Tt），利用旁氏表记下后代能卷舌头的比例。

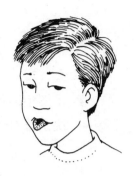

小实验　扔硬币

实验目的

比较扔硬币的概率和在旁氏表中产生组合的概率。

你会用到

一卷遮蔽胶带，2 枚硬币，一支记号笔，一支铅笔，一把格尺，一张打印纸，一个小手巾。

实验步骤

❶ 在每枚硬币的正反面分别贴上一小段遮蔽胶带。

❷ 用记号笔在每枚硬币的一面写上大写的 E，另一面写上小写的 e。

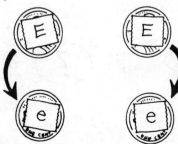

❸ 用铅笔、直尺和纸来准备画出一个表格。

❹ 将毛巾平铺在桌上。

❺ 将 2 枚硬币握在手里, 来回晃动几次, 然后同时将它们扔在毛巾上。

❻ 画一个 X 在表格上的"实验 1"一列, 对应着字母组合一致的那一行。

❼ 再扔 3 次, 在试验 1 下记录每一个字母组合。

❽ 重复步骤 5—7, 并且记录在实验 2 和实验 3 的表格里。

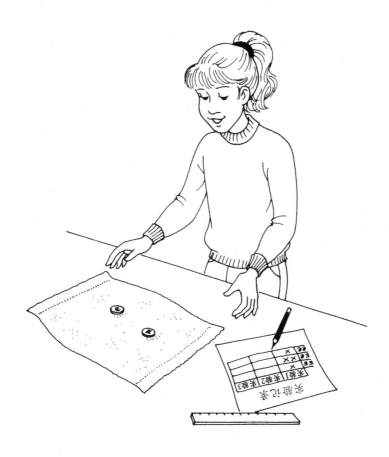

实验结果

在每一次实验中,扔硬币的结果会变化。

实验揭秘

E 被用来代表未连接的耳垂的显性基因,e 用来代表连接的耳垂的隐性基因。如果旁氏表代替扔硬币来预测可能的基因结合,结果将不会那么多样。结果将会是一个 EE,2 个 Ee,和一个 ee。3/4 的组合有显性基因,E;1/4 的组合有 2 个隐性基因,ee。因此,75% 的后代会有未连接的耳垂,25% 的后代将会有连接的耳垂。虽然旁氏表显示出所有可能的组合,但是它不能用于预测如果第 4 个孩子出生,将会发生什么。这个实验的结果显示,概率会影响遗传。

练习题参考答案

1. 解题思路

(1) 2 个孩子都有窄的鼻子、薄嘴唇、微凹的下巴、深色的眼睛,像父母 A。

(2) 一个孩子有金黄的头发,但是没有父母 B 的宽鼻子和厚嘴唇。

答:父母 A 是这 2 个孩子的父母。

2. 解题思路

(1) 人体细胞有 46 条染色体。

(2) 性细胞有人体细胞一半数目的染色体。

(3) 受精卵是精子细胞和卵细胞的染色体结合。受精卵和身体细胞有着相同数目的染色体。

答: 精子细胞和卵细胞分别有 23 条染色体,受精卵有 46 条染色体。

3. 解题思路

(1) 4 个基因结合是 TT,Tt,Tt 和 tt。

(2) 只有纯隐性基因 tt 产生的后代将不能卷舌头。

答: 有 75% 的后代能够卷舌头。

	T	t
T	TT	Tt
t	Tt	tt

译者感言

每个人在小时候,都会问同样的一个问题:"妈妈,我是从哪里来的呢?"为什么心脏会跳动,有时快而有时慢呢? 走钢丝的表演者怎么不会掉下来呢? 为什么转圈后会感到眩晕? 在水里泡的时间长了,手指皮肤为什么会皱呢? 这些充满好奇的问题,在这本书中都迎刃而解。

作者用简洁、生动、有趣的语言,把既熟悉又陌生的人体知识带到了你的身边。透过这本书,你会发现了解人体对保护健康的重要性,你会知道人体的各个器官起着多么重要的作用。感谢作者用简单易操作的小实验解释了复杂的人体知识;感谢作者为孩子们写出了这么有趣的书。希望我的翻译,能准确传达作者的思想,开启孩子的智慧,带给中国小读者聪明与健康。同时也感谢盖功琪教授、王晓平副教授及盖瑞智同学在我翻译过程中给予的帮助和指正。本书在翻译过程中,得到了以下人员的大力支持和帮助,特此一并表示感谢:李名、俞海燕、吴法源、李清奇、陆霞、张春超、庄晓明、沈衡、文慧静。另外,还特别感谢本书的策划编辑石婧女士。

(注:本书译者为上海第二工业大学英语语言文学学科金海翻译社成员)